医者仁心　师者正道

U0307727

国家出版基金项目

NATIONAL PUBLICATION FOUNDATION

柴嵩岩
中医妇科临床经验丛书

总主编　柴嵩岩

华苓　编著

柴嵩岩 妊娠期常见疾病治验

中国中医药出版社

·北京·

图书在版编目（CIP）数据

柴嵩岩妊娠期常见疾病治验 / 华苓编著 . —北京：
中国中医药出版社，2020.6
（柴嵩岩中医妇科临床经验丛书）
ISBN 978-7-5132-5884-5

Ⅰ . ①柴…　Ⅱ . ①华…　Ⅲ . ①妊娠病—中医产科学—
中医临床—经验—中国—现代　Ⅳ . ① R271.41

中国版本图书馆 CIP 数据核字（2019）第 256137 号

中国中医药出版社出版

北京经济技术开发区科创十三街 31 号院二区 8 号楼
邮政编码　100176
传真　010-64405750
河北省武强县画业有限责任公司印刷
各地新华书店经销

开本 710×1000　1/16　印张 14　彩插 0.5　字数 193 千字
2020 年 6 月第 1 版　2020 年 6 月第 1 次印刷
书号　ISBN 978 - 7 - 5132 - 5884 - 5

定价　58.00 元
网址　www.cptcm.com

社 长 热 线　010-64405720
购 书 热 线　010-89535836
维 权 打 假　010-64405753

微信服务号　zgzyycbs
微商城网址　https://kdt.im/LIdUGr
官 方 微 博　http://e.weibo.com/cptcm
天猫旗舰店网址　https://zgzyycbs.tmall.com

如有印装质量问题请与本社出版部联系（010-64405510）

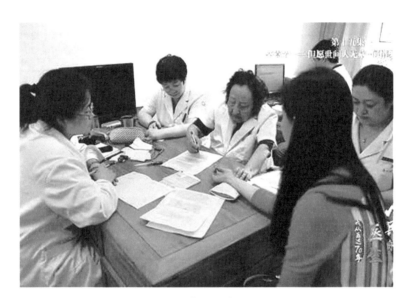

柴嵩岩出诊

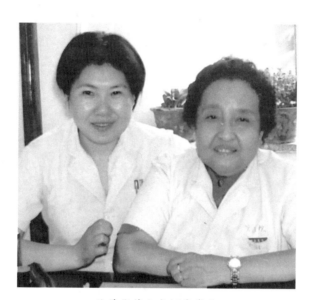

徒弟华苓和老师柴嵩岩

王序

"人有向上向善之心，总有为他人做点事之情"，这是已进入耄耋之年的中医老专家柴嵩岩的夙愿。她为了把 60 多年积累的经验总结梳理出来，不避寒暑，不顾疲劳，秉烛笔耕 10 多年，指导学生帮助她将中医妇科临床经验编辑为 10 册丛书。看着她书桌上那一笔一画撰写和反复修改的堆积盈尺的书稿，眼前便会浮现出柴老满头白发、埋首书案的身影，她的勤奋和执着令我们敬佩。

时间是宝贵的，精神是无价的。从柴老这套用心血凝成的丛书中，我们看到她"无欲无求"的无私奉献；看到她"誓愿普救含灵之苦"的"大慈恻隐之心"；看到她救死扶伤，手到病除的高超医术；看到她渴望中医后继有人，祈盼他们茁壮成长的拳拳热望；也看到她孜孜以求、精益求精、实事求是、一丝不苟的科学态度。这种精神就是我们倡导的，人们崇尚的大医精神，就是我们的中医之魂。

人才是宝贵的，像柴老这样的专家更是我们的国宝。能把他们的经验，以中医理论整理出来，继承传播下去，是民族的责任，也是世界的福音，而这经验必将随着历史的进程，随着医学科学的发展，越来越显现出其不可替代、无可比拟的价值，相对于时空的流逝，我们怎样估价都不过高，这也是我们中医人为之呕心沥血、前赴后继、倾心投入、顽强奋争的根本原因。尽管回首过去我们历尽坎坷，展望前景仍将困难重重，但是我们坚信，道路是曲折的，前途是光明的，未来的医学展现在我们面前的必然是关不住的满园春色，而中医，恰是这个大花园中最醒目、最艳丽的一枝奇葩。

每当我看到大家为振兴中医而做出的努力，都会被深深感动，中医事业太需要这样的努力，太需要这样努力的志士。为此，我借柴老的丛书面世之际，写了上面的话，与大家共勉。

王国辰

2019 年 5 月

屠序

《柴嵩岩中医妇科临床经验丛书》要出版发行了。

耄耋之年的柴嵩岩先生，饱谙对中医妇科学的智慧感悟，率众继承人撰写这套丛书，是60余年杏林生涯的心血撷菁。

我们翩翩自乐于丛书的出版，因为在中医学的医学宝库中，国医大师柴嵩岩又续新的篇章，中医药事业薪火相传。

大师常说，我是站在巨人的肩膀上成长的。大师青年时期师承近代伤寒大师陈慎吾，学习中医经典及临床技能；获得医师执业资格后考入北京医学院"首届全国中医药专门研究人员班"，师从现代名医吴阶平、严仁英，接受西医学理论及方法论学习；20世纪50～60年代，毕业后再与京城名医刘奉五、郗霈龄、祁振华、姚正平等共事于北京中医医院，受多位名家影响。这样的成长之路，使大师日后脱颖而出，形成"柴嵩岩中医妇科学术思想及技术经验知识体系"时，博采众长，兼容并收，临床实用。既有中医学师承的烙印，又体现出辩证唯物主义物质观、发展观、整体观的科学理念。

　　大师常说，医者要有视野与格局。医者行医，是对人的观察与研究。在相当长一段时间内，医者学的是技术，但要学"出来"，终究靠的不是单纯的医学技术。大师提倡做"杂家"，知天下事，关注经济学、政治学、法学、伦理学、历史学、社会学、心理学、教育学、管理学、人类学、民俗学、新闻学、传播学等一系列学科的动态与发展，正所谓"功夫在身外"。

　　大师一生怀感恩之心。感恩社会给予的成长环境，感恩前辈铺平的成长道路，感恩患者造就的成长机会，感恩团队、同道的协作铸成个人成就。

　　人说，万事皆有因。有信念，就有态度，就有行为，就产生结果。

　　我眼中的大师大概就是这样：宽以容人，厚以载物。博学成医，厚德为医，谨慎行医。

　　让我们细细品读《柴嵩岩中医妇科临床经验丛书》吧。

2019 年 12 月

刘序

我认识柴老是在多年以前，那时的她在业界和社会上已是相当有名，全国各地求诊的患者络绎不绝。由于工作繁忙，我们每次谈话都很仓促，记得柴老谈得最多的是对专业发展的思考，她"想做的事情很多"，而我总是叮嘱她要保重身体。转眼间，柴老以 85 岁高龄获得宋庆龄樟树奖，这是妇幼事业的终身成就奖。在颁奖致辞中，柴老提及治愈病患喜得贵子的喜悦，也谈及对妇科疾病日益增多的担忧，语言平实却感人至深，我想那是内心真感情的流露，里面"孕育"有几十年的大爱，我认为在那一刻，柴老的理想和生活达成了统一，内心是幸福和满足的，正如她自己所言这是一种"低调的殷实"。柴老 60 余年厚积薄发，问鼎国医大师的事业和人生之巅，此时她最大的心愿莫过于中医事业的传承，把自己的学术经验留给医院、留给后学，救助更多病患于苦难，所以总结著述是柴老多年的夙愿。经过柴老及其学术团队医师们的努力，《柴嵩岩中医妇科临床经验丛书》喷薄而成。其中，柴氏中医妇科理论体系完整，临床经验涉猎广泛，既秉承了经典中医精髓传承，又包含了现代医学视野，是北京中医医院学术传承的代表之作，值得同道和后学很好地品读。

值此著作出版之际，特向几十年如一日奋斗在中医妇科临床上的柴嵩岩前辈致敬！

2019 年 5 月

柴序

科学是有连续性和继承性的，特别是中医学，它具有很强的实践性，具有深厚的文化底蕴，是我们中华民族独有的医学科学体系。中医学随着数千年的中国历史进程，在不断发现、积累、充实、整理的过程中，经过无数次的实践验证而日臻完善。中医学与我们这个古老民族的健康与繁衍相帮相伴，为中华民族的发展创下永难磨灭的历史功勋，是我们中华民族文化宝库中弥足珍贵的瑰宝。

在浩如烟海的中医典籍中，中医妇科学以其独特的文化视角、服务人群和实践特征崭露头角，经过无数先辈的梳理演绎、分析组合，形成一个独立的医学体系。其已经成为维护广大妇女健康的基石，并具有无限发展的前景。中医妇科学是一门完整的学科，它的特点是以深厚的中医理论为基础，依据妇女特有的生理、病理、心理特点，结合现代医学的客观状态描述，进而分析查找病因病机，综合辨证施治。中医妇科学在长期不断的实践中，探索自身规律，丰富完善理论和实践体系，是具有强大生命力的医学科学。

　　我在中医妇科临床一线奋斗了 60 余年。在 60 余年的学习工作中，我们看到了时代的进步、科学的普及和人们观念的更新，同时也看到由于生活习惯、社会环境、工作特色发生了太多的变化，从而引起新的疾病和人们新的痛苦。这给我们带来了新的困惑，但也是人类历史上不可避免的，了解、战胜这些疾病成为我们医务工作者不可推卸的责任。

　　出于职业的责任感及对妇女同胞的同情和关爱，也出于对中医的执着，我们不断地去思考，去探索，去寻求答案。正是在这个过程中，我们再度被中医传统理论所折服。中医古籍中关于"内因""外因""不内外因"实乃导致疾病发生之因的精辟论述，揭开了现代疾病的神秘面纱，指导我们再度攀上攻克疑难的高峰。中医传统理论没有过时，它是真正的不朽之作，在这条路上，我们学无止境。对中医的热爱，是我们永藏心底不变的情结。

　　在中医妇科临床一线的日夜实践中，我们秉承先辈们的高尚医德，体会领悟他们的经验理论，同时也在积累着对妇女特性和疾病的认知，提高着治疗和调理疾病的能力。我们把从中得到的点滴体会汇集起来，编撰了《柴嵩岩中医妇科临床经验丛书》。

　　本套丛书共 10 册，包括柴嵩岩中医妇科学术思想荟萃、柴嵩岩中医妇科舌脉应用、柴嵩岩妇科用药经验、柴嵩岩异常子宫出血治验、柴嵩岩妊娠期常见疾病治验、柴嵩岩子宫内膜异位症治验、柴嵩岩多囊卵巢综合征治验、柴嵩岩卵巢早衰治验、柴嵩岩不孕不育症治验及柴嵩岩妇科疑难验案实录等理论和临床经验。各分册以中医理念贯穿全书，综合多方文献资料和经验，以妇科临床常见病、多发病、疑难病为主，同时根据临床实际，将一些专题性的内容独立成册。例如在妇科用药经验分册中，强调依据不同疾病、体质和周期的用药基础，突出个性化药物选择的用药原则；在中医妇科舌脉应用分册中，揭示了舌象与疾病之间特殊的相关性，我们从 20 世纪 50 年代起即以舌象为诊断和用药的重要依据，并与学生用了近 40 年的时间收集、整理了相关资料近 3000 份。由于我们编写团队一直奋斗在临床一线，所以丛书的重点在临床，有相对较多的实践资料，具有较强的临床可操作性。供临床医师参考、为中医临床服务，正是本套丛书编写的宗旨。由于编写经验不足和时间有限，若书中存在疏漏之处，还请广大同道提出宝贵意见，以便再版时修订提高，我和我的学生们向大家致以诚挚的感谢！

柴嵩岩

2019 年 5 月

目录

第一部分

学术思想

1

中医妇科学之"妊娠病"，涵盖了西医学之病理产科的相关内容。包括妊娠并发症（妊娠剧吐、流产、胎儿宫内发育迟缓等）、妊娠高血压综合征、羊水量的异常、妊娠合并症（合并呼吸系统疾病、消化系统疾病、内分泌系统疾病、泌尿系统疾病等），以及妊娠期感染性疾病和母婴血型不合溶血病等。围产医学迅速发展，已经形成严密的三级围产保健体系。中医妇科作为医学科学的一个分支，在围产保健中发挥着相应的作用。本书以临床实用为着重点。

中医妇科学对于"妊娠病"的认识，包括病因病机、诊断及治疗原则等，均已形成完整的体系。常见病因病机有阴血亏虚、脾肾不足、肝郁气滞、血瘀痰凝及先天禀赋不足。诊断强调明确妊娠诊断，结合临床表现判定妊娠病的具体病名。治疗原则考虑母体和胎儿两方面的因素，权衡利弊后，选择"治病安胎并举"还是"下胎益母"。柴老认为，妊娠的生理为阴血（脏腑及血海所藏之血）下聚胞宫以养胎，形成下实上虚之势，处于特殊的生理状态，稍有不慎即可引发"妊娠病"。

柴老在"尊古学古"的前提下，秉承"参古用古，不泥古"的思想，建立自己独特的妊娠病治疗体系。提出妊娠的生理为阴血（脏腑及血海所藏之血）下聚胞宫以养胎，形成下实上虚之势，稍有不慎即可引发"妊娠病"。强调"阴常不足"在妊娠病发生发展中的作用。在临证的同时，善于总结，发现规律，形成独特的治疗理念，丰富妊娠病治疗体系的内容。

柴老指出："中医古籍虽然能为我们的临床实践指明方向，但是，不能解决目前临床面临的所有问题。在临床实践中，应该在继承的基础上有所发展。"其学术思想在妊娠病的诊疗中有如下体现。

一、病因病机观

柴老认为妊娠病发生的病因病机可以概括为以下几点：其一，阴血亏虚。女子自月经来潮后，即有阴血的亡失现象，加之紧张焦虑及工作压力，加速生理功能的减退。因此，女子常处于"阴常不足"的状态。妊娠的实质是阴血下聚养胎，加之孕妇对未来胎儿发育存在诸多的担心，导致肝血更虚，血虚肝郁，木郁土壅，导致脾胃虚弱，若胎气旺盛，阳明经气不降反而上逆，则发生恶阻之证；若血海不足，肾气亏虚，则发生胎动不安（胎漏）或滑胎之证。其二，脾肾不足。素体肾气不足，或后天不注意养生，饮食失和，脾运失常，后天不养先天，或多产频产（包括频繁的人工流产、药物流产），或以紧急避孕药作为常规避孕药使用，或生育年龄过晚，肾气渐衰，孕后出现胎元失固，而发胎动不安（胎漏）或滑胎之证；若脾肾阳虚，气化失常，湿浊内聚，浸渍胞胎，渐成"子满"之证；若泛溢肌肤，则见"子肿"之证。其三，热盛。多因素体阳盛，复感外邪所致。若平素嗜食肥甘厚味，孕后营养过度兼有大便秘结，导致阳明热盛，或孕后摄生不慎，感受毒热之邪，引起血海伏热，若热扰胎元，则出现胎动不安（胎漏）之证；若孕期感受外邪，则根据受邪的脏腑不同出现相应的病证。如发生"妊娠感冒""妊娠小便淋痛""妊娠腹泻"等病证；若下焦相火旺盛，则会出现"妊娠性梦"等现象。

总之，柴老指出，上述诸多因素均能导致妊娠病的发生，究其根本，不外乎脾肾不足、气血失和、情伤劳倦、热盛感邪所致，故提出妊娠禁忌药及治疗尊崇"有故无殒，亦无殒也""衰其大半而止"的原则。

二、诊断思路

妊娠本身包含母亲与胎儿两方面，母病可以损及胎儿；反之，胎病也会通过母体有所表现。因此治疗之初，当务之急需辨明其是母病而致胎疾，还是胎疾而致母病；若胎元未殒，则治病安胎并举。柴老通过数十年临证经验的积累，形成了独特的辨证思路及用药特点，提出了许多规律性的思辨原则。

（一）强调脉象

关于妊娠脉象问题，古籍中论述颇多，主要有《素问·平人气象论》曰："妇人手少阴动甚者，任子也。"《素问·阴阳别论》云："阴搏阳别，谓之有子。"《脉经》曰："尺中之脉，按之不绝，法妊娠也。"《景岳全书·妇人规》根据孕妇的不同身体状况，描述了具体的脉象差异。指出"凡妇人怀孕者，其血留气聚，胞宫内实，故脉必滑数倍常，此当然也。然有中年受胎，及血气羸弱之妇，则脉见细小不数者亦有之，但于微弱之中，亦必有隐隐滑动之象，此正阴搏阳别之谓，是即妊娠之脉，有可辨也。又胎孕之脉数，劳损之脉亦数，大有相似。然损脉之数，多兼弦涩，胎孕之数，必兼和滑，此当于几微中，辨其邪气胃气之异，而再审以证，自有显然可见者"。

柴老在临证中非常重视孕妇的脉象。她在前人的基础上，结合临证经验，总结出妊娠脉象在辨证及用药方面的规律，主要是提出通过脉象的变化一方面候胎气，另一方面根据脉象的变化指导遣方用药。滑脉为妊娠之主脉，妊娠后的脉象有力与无力，与既往妊娠的次数及孕妇怀孕时的年龄有关。柴老指出：同样出现滑而无力的脉象，对于年龄超过 35 岁或者既往妊娠次数较多者，虽然孕母气血不足，但是为正常的妊娠脉象；反之，年龄较轻或既往无妊娠者，出现上述脉象，表示"胎气不旺"，有发生流产的可能，其正常脉象应为滑而有力。

柴老还通过脉象指导辨证及预测治疗效果。如在对胎动不安、胎漏的治疗过程中，如果患者的脉象治疗前表现为细滑或滑而无力，治疗后出现沉滑或滑而有力或滑大有力，说明胎气转旺，治疗成功的可能性较大；反之，治疗后脉象变化不大，则预示可能胚胎停止发育，建议患者进行相应的检查以明确诊断。同样为胎动不安、胎漏的患者，如果患者脉象为细滑无力，治疗的重点在于补肾，佐以固冲止血；若患者脉象为滑大有力，则治疗的重点为清热固冲，佐以补肾安胎。

（二）重视阳明经

《景岳全书·妇人规》中论述阳明经与妇科疾病病理机制的关系时指出，"考之《痿论》曰：阳明者，五脏六腑之海，主润宗筋，宗筋主束骨而利机关也。冲脉者，经脉之海，主渗灌谿谷，与阳明合于宗筋。阴阳总宗筋之会，会于气街，而阳明为之长。是以男精女血，皆由前阴而降，此可见冲脉之血，又总由阳明水谷之所化，而阳明胃气又为冲脉之本也。""然气血之化，由于水谷，水谷盛则气血亦盛，水谷衰则气血亦衰，而水谷之海又在阳明。"

柴老在治疗妊娠病的过程中，重视阳明经的功能状态。阳明盛则气血足，气血充足则孕育有源。正如《妇人大全良方》中言"妇人以血为基本，苟能谨于调护，则气血宣行，其神自清，月水如期，血凝成孕"。柴老根据长期的临证经验总结出反映阳明经状态的关键证候"大便"的状态。即强调问"大便"。柴老认为，阳明（胃肠）属顺不属逆，即以通为顺。阳明顺畅，一方面可以减轻妊娠反应（胎气旺盛，沿阳明经上逆引起恶心甚至呕吐的症状）；另一方面阳明通畅，可以去"毒气"。正如《素问·六微旨大论》中指出："出入废则神机化灭，升降息则气立孤危。故非出入则无以生长壮老已，非升降则无以生长化收藏。"即使生命活动按规律运行。因此，无论患者多么虚弱，均应该保持阳明顺畅，即大便通畅。这是因为妊娠时期，由于胎儿对营养物质的需求不断增加，要求母体不断从食物中吸取更多的精微物质，以满足胎儿的生长发育，而脾胃的受纳与运化功能的强健，则是前提条件。怀孕之后，由于胎儿的增长，会影响母体气机的正常升降，因此，气机失调常常是很多孕妇的通病，故更应保持"阳明顺畅"。因"疏得一分气，养得一分胎，气机调畅则胎安"，故宜调气。

三、治疗法则

柴老在临床工作中不仅"勤于临证"，还善于"发现规律"。

（一）治"滑胎"，强调孕前调理

滑胎，常指西医学之"重复性早期流产"或"习惯性流产"。其主要病机为阴亏血少，血海不足，肾气虚弱。若出现细弦或细弦滑无力的脉象，说明血海过伤，脾肾不足。对于希望妊娠的妇女来说，应进行孕前调整，为下次妊娠做准备。孕前调整涉及血海培养、肾气恢复、肝气疏解、情绪安定等多个方面。一般情况下，根据脉象及基础体温（BBT）的状况，决定开始怀孕的时机；对于卵巢功能低下的患者，或者合并有诸如子宫内膜异位症和／或子宫腺肌症的患者，则采用调理与备孕同步进行的方法。

（二）治"子满"，调脾肾

"子满"相当于西医学的"羊水过多症"。柴老运用中医药治疗特发性羊水过多（除外胎儿畸形者）取得了显著的疗效。柴老提出：羊水过多通常是胎儿可能伴有畸形的表现之一，中医药只能调整羊水量，改变羊水

过多给孕妇带来的不适，但是不能够改变畸胎的状态。柴老认为"羊水过多"多系脾肾阳气不足，气化失司。脾之阳气不足，失于健运，湿浊内聚；肾之阳气不足，胎元失养，湿浊浸渍胞胎，而发"子满"。此类患者有特定的舌脉特点——舌体肥厚有齿痕，舌质暗而水浸感，少苔或无苔；脉象多为细滑无力。治疗以调理"气化"功能，多选用走"肺脾肾"经的药物，提出茯苓皮为治"胎水"的关键药。

"急性羊水过多"在孕妇中的发病率大约为 1/10 万。常常在短时间内出现喘息不得卧，腹部膨隆，大渴引饮，无尿，大便不通，舌红少苔，脉象细滑急数，其主要病机为"阴虚内热上扰"。常因下焦损伤，邪热内伏，进一步耗伤阴血，不能交通心肾，心火上亢，不养脾阴，脾阴不足，中焦格拒，引发本证。治以清心火，补肾阴，兼以利水，而去胎水。屡治屡验。

（三）治不孕，"三论"作为基础

柴老治疗不孕症的治愈标准是：诞生正常新生儿。因此为了保证成功诞子，柴老强调孕期调理。其理论基础是"三论"（水库论、种子论、土地论）。

"调经种子"是中医妇科治疗的关键所在。其"三论"内容充分体现了孕期调整的全部内容。

"水库论"：强调阴血的养护与补充。有两方面的含义：①对于"月经病"的治疗来说，血海如水库。维持正常的月经，当保持血海有继。因此对于"虚性闭经"的治疗，犹如水库之蓄水。若水库之水匮乏，当以蓄水为主。临床治疗重视阴血的养护，根据治疗前后脉象的变化，候"阴血"的充盈程度，这可以认为是对承担日后妊娠的阴血进行储备。②对于"妊娠病"与"产后病"的治疗来说，要兼顾母与子二者关系的平衡。既要考虑"蓄水"与改善"水质"两方面的内容，还要考虑"养好鱼"的问题。柴老既重视孕前调理，也重视孕期及哺乳期用药对母子的影响。"土地论"：强调冲任功能的调整与恢复。对于"不孕"与"不育"症的治疗来说，"土地"即是胚胎赖以种植与发育的子宫内膜的功能状态。"精耕细作，改善土质"，保证"良种"，有一个适宜的生长环境。通过临床观察发现，中药调理可以改善子宫内膜厚度及内膜下血流状况。"种子论"：柴老认为人类为自然界中的一员，其生长与繁殖必定遵守自然法则，就好比秋收时节，农民总是把最好的果实留作种子以备来年播种之用，可见种子的质量至关重要。人类也是如此，对于婚久不孕及屡孕屡堕的患者，柴老强调孕前调理，通过调理机体及卵巢的内分泌状况，达到改善卵泡赖以生长的内外环境，培育"良种"，改善妊娠结局的目的。

（四）客观看待"分经养胎"

关于"分经养胎"的说法虽然代代相传，但是有许多医家认为是无稽之谈，不足为凭。柴老认为，从中医思想之一"阴阳五行"的观点看，"分经养胎"对于妊娠病的治疗有一定的参考价值。将历代医家的观点摘录如下，以供参考。

《金匮要略》云："怀身七月，太阴当养。"

《诸病源候论》记载："妊娠一月，名胚胎，足厥阴脉养之。二月名始膏，足少阳脉养之。三月名始胎，手心主脉养之。当此时，血不流行，形象始化。四月始受水精，以成血脉，手少阳脉养之。五月使受火精，以成气，足太阴脉养之。六月始受金精，以成筋，足阳明脉养之。七月始受木精，以成骨，手太阴脉养之。八月始受土精，以成肤革，手阳明脉养之。九月始受石精，以成毛发，足少阴脉养之。十月，五脏六腑、关节、人神皆备。其大略也。"

"妊娠受胎，七日一变。堕胎在三、五、七月者多；在二、四、六月者少。三月属心，五月属脾，七月属肺，皆属脏，脏为阴，阴常不足，故多堕耳！如在三月堕者，后孕至三月仍堕，以心脉受伤也，先须调心。五月、七月堕者亦然。惟一月堕者，人不知也。一月属肝，怒则多堕；洗下体，窍开亦堕。一次即堕，肝脉受伤，下次仍堕。"

《千金方·徐之才逐月养胎法》更明确指出："妊娠一月名胎胚，足厥阴肝脉养之；二月名始膏，足少阳胆脉养之；三月名始胞，手少阴心主胞络脉养之；四月始受水精以成血脉，手少阳三焦脉养之；五月始受火精以成气，足太阴脾脉养之；六月始受金精之气以成筋，足阳明胃脉养之；七月始受木精之气以成骨，手太阴肺脉养之；八月始受土精之气以成肤革，手阳明大肠脉养之；九月始受石精之气以成毛发，足少阴肾脉养之；十月，五脏六腑皆具。俟时而生。"

《妇人大全良方》曰："推巢氏所论，妊娠脉养之理，若厥阴肝脉，足少阳胆脉，为一脏腑之经。四时之令，必始于春木。故十二经之养始于肝，所以养胎在一月二月。手心主心包络、手少阳三焦脉，属火而夏旺，所以养胎在三月四月。手少阴、手太阳，乃心脉也，君主之官。足太阴脾脉、足阳明胃脉，属土而旺长夏，所以养胎在五月六月。手太阴肺脉、手阳明大肠脉，属金而旺秋，所以养胎在七月八月。足少阴肾脉、足太阳膀胱脉，属水而旺冬，所以在腹中，受足诸脏之气脉所养，然后待时而生……"

《女科经纶》中说："……序受胎之始，分十二经脉以养胎也。人自受胎于胞门，则手足十二经脉，其气血周流，俱以拥养胎元。岂有逐月分经，某经养某月之胎之理。马玄台已驳之矣。但在巢氏一月二月，是论受胎之月数，犹为近理也。至良甫所论，是以年岁之一月二月，而以五行分四时论也。夫人受胎，不拘时月。必欲以木火土金水，配定某月养胎，则受胎在正月二月者，犹可以木配之也。若在四五六月者，何以配之，不经甚矣。当俟正之。"

柴老比较赞同萧慎斋的说法，在临证时结合妊娠的时日及季节气候，按阴阳五行的规律，进行辨证论治。

四、临证特色

柴老在临床实践中，经常教导我们要注意细节，要注意患者的情绪，还要设身处地为患者着想。对于妊娠用药，告诫我们除了考虑疗效及用药安全外，还应考虑药物的口味及形状等问题。再有效的药物，如果难以下咽，也无法发挥其治疗作用。因此要倾听患者的感受，在作用相当的药物中，尽量选用口味好一些的药物，方便患者用药。

（一）善于心理疏导

妊娠是妇女的特殊生理阶段，由于医学发展的局限性，使怀孕具有一定的风险性。如怀孕之初即担心胚胎是否发育正常；如不幸患病，担心胎儿是否被感染；将来孩子是否健康、聪明等，使孕妇易处于紧张焦虑的状态，不良的情绪往往使孕妇的抵抗力降低，易发生妊娠合并症。因此，对于妊娠病的治疗要注意心理的调整与安慰。

如从临床中发现，婚久不孕或高龄盼子心切的患者突然妊娠，妊娠反应往往较一般的孕妇为重，而且临床药物矫正起来比较困难，如果在药物治疗的基础上加上心理治疗，往往可起到"事半功倍"的效果。妊娠反应的强弱，经常与患者的情绪有关。对于愁眉苦脸地抱怨妊娠反应较重的患者，柴老常说，妊娠反应是胎气转旺的表现，说明孩子在发育。听到柴老的话，患者大多会转忧为喜，庆幸自己有反应，能够通过妊娠反应知道自己的孩子"很好"，从而大多数患者能很好地耐受妊娠反应，顺利地度过反应期。

（二）注意临证细节

柴老临床疗效卓著，不但因为其用药精专，还因为其通过注意细节提高疗效。例如治疗"恶阻"时，注意服药方法以便于"恶阻"患者的服药，柴老提出药物要浓煎，频频温服，服药时采用坐位。又如嘱咐"胎漏或胎动不安"的患者，在早孕期忌热水浴，不要用热水泡脚（即便在冬天也是如此）；忌食辛辣、羊肉及酒等食物。对于血海伏热、胎元不安的"胎漏或胎动不安"患者，坚果类的食品也要有所限制，而对相火妄动引发妊娠期"性梦"频作的患者，建议不食诸如核桃、芝麻等具有温肾作用的食品。

五、"经验方"解析

柴老经过长期的临床实践，总结出治疗不同妊娠病的经验方。抄录如下，以供大家参考。

（一）治疗"恶阻"的经验方

［基本方］竹茹 6～10g，佩兰 5g，菟丝子 12g，黄芩 10g，荷叶 10g，瓜蒌 10g，藕节 30g，玉竹 10g，苎麻根 6g，芦根 12g，茯苓 12g，侧柏炭 12g。

［加减］腰痛甚者：加枸杞子或覆盆子；带下量多：加地骨皮；呃逆：加砂仁 5g；大便通畅：去瓜蒌；大便稀：去瓜蒌，加炒白术，用黄连代黄芩。

［辨证］脾虚胃弱。

［治则］和胃止呕，固冲安胎。

[方解]

君药：竹茹配佩兰，止呕祛秽。竹茹，味甘，性微寒。归肺、胃、胆三经。为宁神开郁、除烦止呕佳品。如《本草备要》中指出"开胃土之郁，清肺金之燥，凉血除热……治崩中胎动"。《本草逢源》也指出"专清胃腑之热，为虚烦、烦渴、胃虚呕逆之要药；咳逆唾血，产后虚烦，无不宜之"。佩兰，味辛，性平。归脾、胃经。辛平发散，药力平和，长于醒脾宣湿化浊，善能除中州秽浊陈腐之气，但有发汗作用，故用量要小。

臣药：菟丝子、黄芩、苎麻根、芦根、玉竹、荷叶、茯苓、侧柏炭、藕节健脾益肾，清热安胎。菟丝子、黄芩、苎麻根补肾、清热、安胎。黄芩，味苦、性寒。归肺、大肠、小肠、脾、胆诸经。苦能燥湿，寒能清热，善清肺、大肠、小肠、脾、胆诸经之湿热，尤长于清肺与大肠之火，且能安胎，为清热安胎之圣药。如《珍珠囊》称"凉心，治肺中湿热，泻肺火上逆……安胎"。《医学启源》云："黄芩，治肺中湿热……泄肺中火邪上逆于膈上，补膀胱之寒永不足，乃滋其化源。"《主治秘诀》谈及黄芩曰"其用有九：泻肺经热，一也；夏月须用，二也；上焦及皮肤风热，三也；去诸热，四也；妇人产后，养阴退阳，五也；利胸中气，六也；消膈上痰，七也；除上焦热及脾湿，八也；安胎，九也"。朱丹溪云："黄芩、白术乃安胎圣药，俗以黄芩为寒而不敢用，盖不知胎孕宜清热凉血，血不妄行，乃能养胎，黄芩乃上、中二焦药，能降火下行，白术能补脾也。"菟丝子，味辛、甘、性平。归肝、肾、脾经。本品既能助阳，又能益精，不燥不腻，为平补肝、肾、脾三经的良药。可以用于肝肾不足，胎元不固之证。如《本草汇言》记载"菟丝子，补肾养肝、温脾助胃之药也。但补而不峻，温而不燥，故入肾经。虚可以补，实可以利，寒可以温，热可以凉，湿可以燥，燥可以润"。《本草正义》则说："菟丝子为养阴通络上品。其味微辛，则阴中有阳，守而能走，与其他滋阴诸药之偏于腻滞者绝异。缪仲醇谓五味之中，辛通四气，《经》言辛以润之，菟丝子之属是也，与辛香燥热之辛，迥乎不同，所解极为削切。"苎麻根，味甘，性凉。归心、肝、肾、膀胱经，凉血止血，清热安胎。如《别录》说："……渍苎汁疗渴，安胎。"《大明本草》云："治心膈热，漏胎下血，产前后心烦……"芦根、玉竹、茯苓、荷叶益气养阴，化浊止呕。芦根，味甘，性寒。归肺、胃、肾经。能清肺胃气分之热，因其清淡不腻、生津而无敛邪之弊，又可清胃热、止呕哕。如《新修本草》记载："疗反胃呕逆，不下食，胃中热，伤寒内热，弥良。"《本草经疏》云："……火升胃热，逆则反胃呕不下食，及噎哕不止，甘寒除热安胃，亦能下气，故悉主之也。"玉竹，味甘，性平。归肺、胃经。具有补阴润燥、生津止渴的作用。用于胃阴不足之舌干口渴。如《本草便读》中记载："葳蕤，质润之品，培养脾肺之阴，是其所长，而搜风散热诸治，似非质润味甘之物可取效也……以风温风热之证，最易伤阴，而养阴之药，又易碍邪，唯玉竹甘平滋润，虽补而不碍邪，故古人立方有取乎此也。"茯苓，味甘、淡，性平。归心、脾、胃、肺、肾经。本品甘平补脾益胃，且能宁心安神。如《本经》云："主胸胁逆气，忧恚惊邪恐悸，心下结痛，寒热烦满，咳逆，口焦舌干……"荷叶，味苦涩，性平，利湿升阳止血。治疗一切血证。藕节、侧柏炭清热安胎，固冲止血。藕节，味甘、涩，性平。归肝、肺、胃经，具有止血散瘀作用。如《本草汇言》说："藕节，消瘀血，止血妄行之药也。"《医林纂要》云："藕节，止吐、衄、淋、痢诸血证。甘能补中，咸能软坚祛瘀，涩能敛散固精。又取其通而有节也。"侧柏炭，味苦、涩，性微寒。归肺、肝、脾经，具有凉血、收敛止血作用。适用于血热妄行的出血证。本方中主要用于预防胎漏出血的出现。

佐药： 瓜蒌，味甘，性寒。归肺、胃、大肠经。能上清肺胃之热而涤痰导滞，下润大肠以通便，保持阳明顺畅。但毕竟有通利作用，临床应用时，应遵循"中病即止"的原则，不可长期用药。

（二）治疗"胎漏""胎动不安"的经验方

1.气虚证

［基本方］覆盆子 15g，山药 15g，椿皮 5g，莲须 5g，柴胡 3g，菟丝子 15g，黄芩炭 10g，大蓟炭 10g，小蓟炭 10g，苎麻根 6～10g。

［加减］气弱甚：加太子参；出血多：酌情加侧柏炭、藕节。

［禁忌］热水冲腰泡脚。

［治则］健脾益肾，养血安胎。

［方解］

君药：覆盆子及菟丝子健脾益肾，养血安胎。覆盆子，味甘、酸，性微温。归肝肾经。甘温补益，酸以收敛，既能滋养肝肾，又能收敛固涩。故能补肾安胎。《本草正义》中提及"覆盆，为滋养真阴之药，味带微酸，能收摄耗散之阴气而生津液……"菟丝子，味辛、甘，性平。归肝、肾、脾经。既能助阳，又能益精，不燥不腻。为平补肝肾脾三脏的良药。如《药性论》中说："治男子女人虚冷，添精益髓，去腰痛膝冷……"《本草备要》则指出："……强阴益精，温而不燥，不助相火。"《医学衷中参西录》中"寿胎丸"即以本品为君药配合续断、桑寄生、阿胶治疗胎漏下血，胎动欲坠。其疗效得到现代医学研究的印证。

臣药：山药、椿皮、莲须、黄芩炭、大蓟炭、小蓟炭、苎麻根养阴清热，凉血安胎。山药，味甘，性平。归脾、肺、肾经。既能补气，又可养阴，为平补脾、肺、肾三经之良药，适用于气阴不足之证。现代医学研究，其有调节免疫功能作用。椿皮，味苦涩，性寒。归大肠、胃、肝经。既走气分，又入血分，收涩、凉血止血。李时珍称："椿皮入血分而性涩……凡血分受病不足者宜椿皮。"莲须，味甘、涩，性平。归脾、肾、心经，清心固肾，涩精止血。治疗吐崩诸血证。黄芩炭，味苦，性寒。归肺、大肠、小肠、脾、胆诸经。善清肺、大肠、小肠、脾、胆诸经之湿热，尤长于清泻肺与大肠之火，且可安胎。《珍珠囊》称："凉心，治肺中湿热，泻肺火上逆……安胎。"苎麻根，味甘，性凉。归心、肝、肾、膀胱经，清热安胎。如《大明本草》中记载"治心膈热，漏胎下血，产前后心烦……"《小品方》之苎根汤，以本品为君，配干地黄、当归、阿胶，治疗劳损动胎，腹痛去血，胎动向下。大蓟，味甘、苦，性凉。归心、肝经，清热凉血止血。《本草备要》有"行而带补"之说。《名医别录》记载："主女子赤白沃，安胎，止吐血、鼻衄。"小蓟，味甘，性凉。归心、肝经。功能、主治同"大蓟"，故临床常混用。

佐药：柴胡，味苦，性平。归肝、胆经。清热、疏肝、解郁，又能升举清阳。《医学启源》称"柴胡，少阳、厥阴引经药。妇人产前产后必用之药也"。

全方共奏健脾益肾、止血安胎之功。

2. 血热证

［基本方］柴胡 3g，黄芩 10g，侧柏炭 20g，莲须 5g，地骨皮 10g，椿皮 5g，荷叶 10g，菟丝子 15g，苎麻根 6 ～ 10g，北沙参 12g。

［加减］便秘：加瓜蒌 10 ～ 12g；恶心：加竹茹 6 ～ 10g；热象明显：加旱莲草 12g。

［治则］补肾清热，凉血安胎。

［方解］

君药：菟丝子和黄芩，补肾清热安胎。

臣药：侧柏炭、莲须、地骨皮、椿皮、荷叶清热凉血、止血安胎。侧柏炭，味苦涩，性微寒。归肺、肝、脾经，凉血止血。适用于血热妄行的出血证。地骨皮，味甘，性寒。归肺、肾经。具有清热凉血、降肺火、退肝肾虚热的功效。柴老认为本品不温不燥不腻，为清下焦虚火之良药。正如《本草纲目》指出"去下焦肝肾虚热"。荷叶，味苦涩，性平。归脾、肾、心经，升阳止血。适用于多种出血证。

佐药： 柴胡，见"气虚证"。

（三）治疗"滑胎"的孕前调理基本方

［基本方］当归 10g，玫瑰花 6g，绿萼梅 6g，阿胶珠 12g，续断 15g，杜仲 10g，益母草 10g，香附 10g，北沙参 20g，百合 12g，枸杞子 12g，菟丝子 12g。

［加减］心烦不得眠：加莲子心、远志；呃逆：加砂仁、或半夏、或川楝子；月经后错：加肉桂或淫羊藿或海马；月经量少：加川芎；气短乏力：加黄精或何首乌；月经量多属气血不足者：加太子参、黄芪。

［辨证］脾肾不足，气血虚弱，血海亏虚。

［治则］健脾益肾，养血柔肝，填充血海。

［方解］

君药： 菟丝子、续断、杜仲健脾补肾。续断，味苦甘辛，性微温。归肝、肾经，补肝肾，行血脉，兼安胎。《本草经疏》记载"为治胎产，续绝伤，补不足，疗金疮，理腰膝之要药也"。杜仲，味甘，性温。归肝、肾经，补肝肾，强筋骨，又兼安胎。如《本草正》中称"暖子宫，安胎气"。

臣药： 阿胶珠、枸杞子滋补肝肾。阿胶珠，味甘，性平。归肝、肾经。为滋阴补血、止血要药，适用于一切血证。如《金匮要略》的胶艾汤，用本品配伍生地、当归、白芍、艾叶炭等治疗妇女崩漏、月经过多，妊娠下血，小产后下血不止等症。再如《本草纲目》中称"疗吐血、衄血、血淋、尿血、肠风、下痢。女人血痛血枯，经水不调，无子，崩中带下，胎前产后诸疾"。枸杞子，味甘，性平。归肝、肾、肺经，具有滋补肝肾、明目作用。《食疗本草》云："能益人，去虚劳。"汪昂在《本草备要》中提及"其色赤属火，能补精壮阳。然气味甘寒而性润，仍是补水之药"。现代药理研究发现，其有轻微的抑制脂肪在肝细胞内沉积和促进肝细胞新生作用。

绿萼梅、玫瑰花、香附疏肝理气。绿萼梅，味甘、涩，性平。归肝、胃、肺经。具有平肝和胃、调畅气机作用。临床多用于治疗梅核气，肝胃气痛，食欲不振。《饮片新参》中称"绿萼梅平肝和胃，止脘痛、头晕，进饮食"。玫瑰花，味甘、微苦，性微温。归肝、脾、胃经。气味芳香，药性平和，具有疏肝解郁、和血调经的作用。主要适用于肝胃不和引起的胁痛脘胀、月经不调及经行乳房胀痛。《本草正义》称"玫瑰花，香气最浓，清而不浊，和而不猛，柔肝醒胃，流气活血，宣通窒滞而无辛温刚燥之弊……"《食物本草》中还说"主利肺脾，益肝胆，辟邪恶之气，食之芳香甘美，令人神爽"。香附，味辛、微苦、甘，性平。归肝、三焦经。本品味辛能散，微苦能降，味甘能和，性平不寒。疏肝解郁，除三焦气滞，为理气之良药。故李时珍称之为"气病之总司，女科之主帅"。

北沙参、百合补肺启肾，兼缓急迫。北沙参，味甘、淡，性微寒。归肺、胃经。为清热养阴生津之品，能清肺热，养肺阴。柴老用此药达"补肺启肾"的作用。正如《本草备要》中说"沙参，味淡体轻，专补肺气。清肺养肝，兼益脾肾。脾为肺母，肾为肺子"。

佐药：当归、益母草养血活血。当归，味甘，性温。归心、肝、脾经。具有补血活血，行气止痛作用。常用于妇女月经不调，经闭，痛经，胎前产后诸病。汪昂针对当归如下说："使气血各有所归，故名。血滞能通，血虚能补，血枯能润，血乱能抚……东垣曰：头止血而上行，身养血而中守，尾破血而下流，全活血而不走……时珍曰：治上用头，治中用身，治下用尾，通治全用，一定之理也。"益母草，味辛、苦，性微寒。归肝、心包经。本品主入心肝二经血分，具有活血祛瘀、利水退肿、调经解毒作用。最为适用于妇科经产，故有益母之名。

（四）治疗"子满"的基本方

[基本方] 沙参 30g，茯苓皮 20g，泽泻 10g，菟丝子 15g，荷叶 12g，川贝母 5g，猪苓 6g，冬瓜皮 15g，桑白皮 10g，百合 12g，远志 3g，续断 15g，白术 10g，山药 15g，生姜皮 6g，杜仲 6 ～ 10g。

[加减] 妊娠晚期的周身水肿：去茯苓皮；血压不稳：加菊花、枸杞子、钩藤；血气不足：加少量当归，走血分。

[辨证] 脾肾阳虚，湿浊内聚，浸渍胞胎。

[治则] 健脾益气，补肺启肾，调理气机。

[方解]

君药： 茯苓皮、北沙参补肺气，启肾气，渗水湿。茯苓皮，味甘、淡，性平。归心、脾、胃、肺、肾经。淡渗利水去湿，甘平补脾益胃，且能宁心安神，为去胎水之专药。可根据羊水量的多少调整茯苓皮的用量，最多可加至 60g。但是切记：不是胎水不能用！北沙参补肺气，调理气机，鼓动气化。

臣药： 猪苓、冬瓜皮、桑白皮、生姜皮、白术、山药、泽泻健脾益气，渗湿利水。猪苓配泽泻渗湿利水、走下，临床注意用药时间不宜过长。猪苓，味甘，性平。归肾、膀胱经。甘以助阳，淡以利窍，功专利水渗湿。凡水湿之病，皆可用之。如《本草纲目》记载"开腠理，治淋肿脚气，白浊带下，妊娠子淋胎肿，小便不利"。还记载"开腠理，利小便，与茯苓同功，但入补药不如茯苓也"。泽泻，味甘、淡，性寒。归肾、膀胱经。功能泻肾经之虚火，除膀胱之湿热。《医学启源》中说："……去旧水，养新水，利小便，消水肿，渗泄止渴。"冬瓜皮、桑白皮、生姜皮调气机，去水湿。冬瓜皮，味甘，性寒。归脾、小肠经，清热利水消肿。《本草再新》记载"走皮肤，去湿追风，补脾泻火"。桑白皮，味甘，性寒。归肺经。甘淡行肺中痰水而利小便。如《本草纲目》中提及"长于利小水，乃实则泻其子也，故肺中有水气及肺火有余者宜之"。柴老用之走肺气。生姜皮，味辛，性凉。归脾、肺经。和中利水消肿。柴老用此药醒脾去水，脾健水自去，同时化浊。白术、山药健脾利湿，补气养阴。白术，味甘、苦，性温。归脾、胃经。补脾益气，燥湿利水。《珍珠囊》曰"除湿益气，和中补阳，消痰逐水……消足胫湿肿"。与山药相配，相辅相成，既能发挥良好的治疗作用，又能抵消各自药物的不足。

佐药： 菟丝子、续断、百合、远志、荷叶。菟丝子合续断，补肾安胎。百合配远志，交通心肾，缓急迫。百合，味甘、淡，性微寒。归肺、心经。润肺、清心、安神。如《日华子本草》称"安心、定胆、益智、养五脏"。远志，味辛、苦，性温。归心、肾、肺经。能助心阳，益心气，又能使肾气上交于心，以交通心肾。荷叶，祛胃浊，利水。

使药： 川贝母，味苦、甘，性寒。归肺、心经。化痰、开郁、散结。调理气机，促进气化。

附　治疗"妊娠急性羊水过多"的基本方

金银花 15g，玉竹 10g[注]，川贝母 5g，北沙参 30g，茯苓皮 30g，莲子心 3g，连翘 15g，地骨皮 10g，茵陈 10g，泽泻 10g，竹叶 15g，百合 15g，佩兰 3g，山药 12g，白术 10g。

［辨证］阴虚内热，虚火上扰，中焦格拒，水湿内停。

［治则］清心火，补肾阴，去胎水。

［方解］

君药： 茯苓皮、北沙参补肺启肾，淡渗利湿，宁心安神。

臣药： 玉竹、地骨皮、金银花、连翘、莲子心、竹叶、百合、佩兰、山药、白术清热滋阴，健脾利湿。玉竹、地骨皮补肾阴，退虚热。玉竹，味甘，性平。归肺、胃经。具有补阴润燥、生津止渴作用。善治肺胃阴虚燥热之证。地骨皮，味甘，性寒。归肺、肾经。功能清热凉血，降肺火，退肝肾虚热。《本草纲目》云："去下焦肝肾虚热。"《本草备要》记载："甘淡而寒。降肺中伏火，泻肝肾虚热，能凉血而补正气。治五内邪热……外治肌热虚汗，上除头风痛，中平胸胁痛，下利大小肠。"柴老认为，地骨皮不温不燥不腻，为清下焦虚火之良药。金银花、连翘清泻心火，解毒散热。金银花，味甘，性寒。归肝、胃、心经。既善散肺经邪热，又可清心胃之热毒。《本草备要》称"散热解毒，补虚疗风，养血止渴"。连翘，味苦，性微寒。归心、小肠经。苦能泻火，寒能清热，轻清上浮，善清心火而散上焦之热，兼有利尿作用。《珍珠囊》谓"连翘之用有三：泻心经客热，一也；去上焦诸热，二也；为疮家圣药，三也"。《本草求真》进一步称"连翘味苦微寒，质轻而浮，书虽载泻六经郁火，然其轻清气浮，实为泻心要剂，心为火主，心清则诸脏之火皆清也……"莲子心、竹叶、百合清心除烦，通利小便。莲子心，味苦，性寒。归肺、肾、心经。具有清心除烦作用。如《温病条辨》中记载"莲心，由心走肾，能使心火下通于肾，又回环上升，能使肾水上潮于心"。《本草再新》称"清心火，平肝火，泻脾火，降肺火。消暑除烦，生津止渴……"《医林纂要》云："泻心，坚肾。"《随息居饮食谱》还记载"敛液止汗，清热养神……"竹叶，味辛、甘，性寒。归心、肺经。散热清心除烦。《药品化义》云："竹叶清香透心，微苦凉热，气味俱清……主治暑热消渴，胸中热痰，伤寒虚烦，咳逆喘促，皆用为良剂也。"佩兰，味辛，性平。归脾、胃经。辛平发散，药力平和，其气芬芳清香，长于醒脾，宣湿化浊，善能祛除中州秽浊陈腐之气。《神农本草经》记载佩兰"主利水道，杀蛊毒，辟不祥。久服益气，轻身不老，通神明"。《本草经疏》也称"肺主气，肺气郁结，则上窍闭而下窍不通，胃主纳水谷，胃气郁滞，则水谷不以时化而为痰癖，兰草辛平能散结滞，芬芳能除秽恶，则上来诸症自疗，大多开胃除恶，清肺消痰，散郁结之圣药也"。因其有发汗作用，用量不宜过大。山药、白术健脾益气，补肾安胎。山药，味甘，性平。归脾、肺、肾经。既能补气，又可养阴。为平补脾、肺、肾三经之药。适用于气阴不足之证。如《药品化义》

云："山药，温补而不骤，微香而不燥，循循有调肺之功……因其味甘气香，用之助脾……又取其甘则补阳，以能补中益气，温养肌肉，为肺脾二脏要药。土旺生金，金盛生水，功用相仍……"《本草求真》也记载："山药，本属食物，古人用入汤剂，谓其补脾益气除热。然气虽温而却平，为补脾肺之阴，是以能润皮毛、长肌肉，不似黄芪性温能补肺阳，白术枯燥能补脾阳也。且其性涩，能治遗精不禁，味甘兼咸，又能益肾强阴，故六味地黄丸用此以佐地黄。然虽性阴而滞不甚，故能渗湿以止泄泻。"白术，味甘、苦，性温。归脾、胃经。具有补脾益气、燥湿利水作用。为健脾要药，同时兼有安胎作用。因健脾燥湿而能消水肿；因补气健脾，可治孕妇脾气虚弱，生化无源之胎动不安。《大明本草》称"利小便"。《珍珠囊》则说："除湿益气，和中补阳，消痰逐水……止泻痢，消足胫湿肿……得枳实消痞满，得黄芩则安胎清热。"

佐药：泽泻、川贝母调气机，利水道。泽泻，味甘、淡，性寒。归肾、膀胱经。能泻肾经之虚火，除膀胱之湿热，故为利水渗湿泄热之品。对此，《名医别录》称："补虚损五劳，除五脏痞满，起阴气，止泄精、消渴、淋沥，逐膀胱、三焦停水。"《医学启源》说："治小便淋沥，去阴间汗。《主治秘诀》云，去旧水，养新水，利小便，消水肿，渗泄止渴。"

注：石斛，味甘，性微寒。归胃、肾经。具有养胃阴、滋肾阴、除虚热作用。《中国药学大辞典》称石斛"专滋肺胃之气液，气液充旺，肾水自生"。石斛与玉竹均有养阴生津作用。二者相比，石斛作用强于玉竹。但是由于石斛有走下之性，为安全起见，柴老最终定方剂时，将石斛换成玉竹。

（五）治疗"子肿"的经验方

［基本方］沙参15g，当归身10g[注]，荷叶10g[注]，泽泻10g，茯苓15g，桑白皮10g，大腹皮10g，菟丝子15g，太子参10g[注]。

［加减］大便干燥：加瓜蒌10～12g。

［辨证］脾肾阳虚，水湿不化，泛溢肌肤。

［治则］健脾益肾，温阳利水。

［禁忌］酸涩及豆类食物。

［方解］

君药： 茯苓、太子参健脾益肾，温阳利水。茯苓，味甘、淡，性平。归心、脾、胃、肺、肾经。淡渗利水祛湿，甘平补脾益胃，且能宁心安神。适用于小便不利，水肿。如《本草备要》称："甘、温益脾助阳，淡渗利窍除湿。色白入肺泻热而下通膀胱，能通心气于肾，使热从小便出，然必其上行入肺，能清化源，而后能下降利水也。"《日华子本草》："补五劳七伤，安胎，暖腰膝，开心益智，止健忘。"太子参，味甘、微苦，性微寒。归脾、肺经。本品为清补之品，既能益气，又可养阴。适用于脾肺亏虚，气阴不足之证。如《本草再新》中称"治气虚肺燥，补脾土，消水肿，化痰止渴"《陕西中草药》亦说："补气益血，健脾生津。治病后体虚，肺虚咳嗽，脾虚腹泻……心悸口干，不思饮食。"柴老用之补气利尿。

臣药： 北沙参、泽泻、当归身、荷叶、桑白皮、大腹皮调理气机，化气行水。北沙参，味甘、淡，性微寒。归肺、胃经。为清热养阴生津之品。既能清肺热，养肺阴；又能养胃阴，生津液。柴老此处用之"补肺启肾"。调水之上源，促进水液代谢，以利消除水肿。正如《本草备要》云："……味淡体轻，专补肺气。清肺养肝，兼益脾肾。脾为肺母，肾为肺子……人参补五脏之阳，沙参补五脏之阴。肺热者用之，以代人参。"《本经》也记载："……补中，益肺气，久服利人。"《名医别录》称其"安五脏，补中"。大腹皮和桑白皮行气宽中，利水消肿。大腹皮，味辛，性微温。归脾、胃、大肠、小肠经。本品既能散无形之气滞，又能泄有形之水湿，故有宽中下气、行水消肿作用。正如《本草纲目》记载："降逆气，消肌肤中水气浮肿，脚气壅逆，瘴疟痞满，胎气恶阻胀闷。"《日华子本草》也记载："下一切气，止霍乱，通大、小肠，健脾开胃调中。"桑白皮，味甘，性寒。归肺经。甘淡能行肺中痰水而利小便。如《中藏经》五皮饮，本品配伍茯苓皮、大腹皮等，治全身肌肤浮肿，小便不利。如《药性本草》曰："治肺气喘满，唾血，热渴，水肿……利水道，消水气……内补不足。"《本草纲目》记载："长于利小水，乃实则泻其子也，故肺中有水气及肺火有余者宜之。"泽泻利水渗湿泄热。当归身配荷叶（对药），二药同用养血和血，又无温燥动血之弊。当归身，味甘、辛，性温。归心、肝、脾经。具有补血活血作用。可治一切血虚血滞引起的病证。《本草再新》说："治浑身肿胀，血脉不和，阴分不足，安生胎，堕死胎。"《本草正》称："当归，其味甘而重，故专能补血，其气轻而辛，故又能行血，补中有动，行中有补，诚血中之气药，亦血中之圣药也。大约佐之以补则补，故能养营养血，补气生精，安五脏，强形体，益神志，凡有形体虚损之病，无所不宜。佐之以攻则通……"《本草备要》的记载更为明确："当归，甘温和血，辛温散寒，苦温助心散寒……为血中之气药。"又记载其"使气血各有所归，故名。血滞能通，血虚能补，血枯能润，血乱能抚。盖其辛温能行气分，使气调而血和也。东垣曰头止血而上行，身养血而守中，尾破血而下流，全活血而不走"。荷叶，味苦涩，性平。归脾、肾、心经。具有升阳止血之功，缓解归身温动之性。

注：桂枝，味辛、甘，性温。归心、肺、膀胱经。辛温发散，甘温助阳，可行里达表，有温通一身之阳气、流畅血脉的功能。温通心、脾、肾之阳气而消除痰饮水湿。《本经疏证》称："和营、通阳、利水、下气、行瘀、补中，为桂枝六大功能。"太子参为清补之品，既能益气，又可养阴。可补脾土消水肿，而无桂枝温通之性。较桂枝平和安全。

泽兰，味苦、辛。归肝、脾经。辛散肝郁，疏肝和营；芳香舒脾，脾舒则水湿下行，故有行水退肿之功。《本经》云治"大腹水肿，身面四肢浮肿，骨节中水"。《本草备要》称其"补而不滞，行而不峻，女科要药"。但是，泽兰毕竟有活血之性，在目前的医疗环境下，风险相对高，故柴老权衡利弊，选用归身、荷叶为对药补中养血消肿，升阳止血清热。尽量避免用药风险。

（六）治疗"妊娠感冒"的经验方

[基本方]芦根 30g，浙贝母 6g，百合 12g，金银花 12g，木蝴蝶 3g，胖大海 10g，黄芩 10g，荷叶 10g，莲须 5g，女贞子 15g，苎麻根 6g。

[加减]咳嗽痰多者：加桑白皮 10g，桔梗 5g；咽痛鼻塞：改金银花 15g；暑热感冒：加藿香 3g，去续断；发热无汗：加香薷 3～4g。

[辨证]风热犯肺。

[治则]清热，解表，安胎。

[方解]

君药：芦根、苎麻根清热，解表，安胎。芦根，味甘，性寒。归肺、胃、肾经。能清肺胃气分之热，且清淡不腻，故生津而无敛邪之弊。清肺热，利小便，导肺部热毒下达，从小便排出。常用于外感风热之发热咳嗽。《南京民间本草》记载：芦根"治喉痛"。黄芩，味苦，性寒。归肺、大肠、小肠、脾、胆诸经。寒能清热，尤长于清肺与大肠之火，且能安胎。用于热病烦热不退，肺热咳嗽。《珍珠囊》说"凉心，治肺中湿热，泻肺火上逆……安胎。"《本草纲目》云："治风热，湿热，头疼……火咳肺痿，喉腥，诸失血。"苎麻根，味甘，性寒。归心、肝经。具有凉血止血、清热安胎、解毒利尿作用，常用于感冒发热，麻疹高热，尿路感染，肾炎水肿，胎动不安，先兆流产。柴老以此药为君，取其清热安胎解毒、治疗时疫之意。祛邪不碍胎，安胎不留邪也。对此古籍多有记载。如《名医别录》称："主小儿赤丹；渍苎汁疗渴，安胎。"《日华子本草》记载："治心膈热，漏胎下血，产前后心烦闷，天行热疾，大渴大狂，署毒箭、蛇虫咬。皆以其性寒能解热凉血故也。"《本草纲目拾遗》亦云："治诸毒，活血，止血，功能发散，止渴，安胎。"《本草述》则进一步分析说："苎根，丹溪谓其大补阴而即行血滞，是以补为行也。夫甘寒之药能泻火，此味止血淋，治丹毒，或入血分而泻热乎？但就其安胎、治漏血尤效，则补阴活血之功，又岂徒以泻热与他味同论乎。其和血便在补阴，而能行能止之故可以思矣。"

臣药：金银花、木蝴蝶、胖大海、浙贝母清热解毒，止咳利咽。金银花，味甘，性寒。归肝、胃、心经。因其甘寒，芳香疏散，善散肺经邪热，又可清解心胃之热毒，为散热解毒之良药。用于外感风热，热病初起之证。如《本草纲目》云："治诸肿毒、痈疽、疥癣，杨梅诸恶疮，散热解毒。"《重庆堂随笔》记载："清络中风火湿热，解温疫秽恶浊邪，息肝胆浮越风阳，治痉厥癫痫诸证。"虽然对于感冒咳嗽之证不如百部。但是百部有小毒，金银花相对安全。木蝴蝶，味甘、苦，性凉。归肺、肝、胃经。清肺利咽，疏肝和胃，外用生肌。《现代实用中药》记载："为缓和黏滑药，用于神经性胃痛，并用作镇咳药，治百日咳及干性支气管炎等。"主治肺热干咳，声音嘶哑，咽喉肿痛。胖大海，味甘、淡，性微寒。归肺、大肠经。因其质轻宣散，善于开宣肺气，清泻郁火，为咽喉科之要药。临床药理研究提示其对流感病毒 PR8 株有较强的抑制作用。对咽痛的治疗效果虽然不如射干，但是，因其性不降，故较之安全。百合，味甘、淡，性微寒。归肺、心经。具有润肺止咳、清心安神作用。适用于肺热咳嗽。《本草纲目拾遗》记载"清痰火，补虚损"。浙贝母，味苦，性寒。归肺、心经。其苦寒降泄，且具辛散之性，适用于外感风邪，痰热郁肺之咳嗽痰稠证。如《本草纲目拾遗》中说："解毒利痰，开宣肺气，凡肺家夹风火有痰者宜此。"《本草从新》记载："去时疫风痰。"《本草求真》更是明确指出："象贝，治风火痰嗽为佳。若虚寒咳嗽，以川贝为宜。"

佐药：荷叶、莲须、女贞子、生甘草补肾清心，固冲安胎。荷叶、莲须清心固肾，固冲止血。其中，荷叶，味苦涩，性平。归脾、肾、心经。具有升阳止血之功。莲须，味甘、涩，性平。归脾、肾、心经。具有清心固肾、涩精止血作用。如《本草纲目》记载："清心通肾，固精气，乌须发，悦颜色，益血，止崩漏、吐血。"《本草再新》则说："清心肺之虚热，解暑除烦，生津止渴。"女贞子，味甘、苦，性凉。归肝、肾经。本品能补肝肾之阴，善清虚热。补而不腻。滋补肝肾以安胎。古籍中对其作用多有论述。如《本经》云："主补中，安五脏，养精神，除百病。"《本草经疏》对此进一步解释说："女贞子，气味俱阴，正入肾除热补精之要品，肾得补则五脏自安，精神自足，百病去而身肥健矣。其主补中者，以其味甘，甘为主化，故能补中也。"《本草述》认为："女贞实，固入血海益血，而和气以上荣……由肾至肺，并以淫精于上下，不独髭须为然也，即广嗣方中，多用之矣。"《本经逢原》提醒说："女贞，性禀纯阴，味偏寒滑，脾胃虚人服之，往往减食作泻。"

附

百部：味甘、苦，性微温。归肺经。有小毒。因其甘润苦降，无偏寒偏热之性，有较好的润肺下气止咳作用。用于新久咳嗽，寒热咳嗽，亦无不宜。《药性本草》说："治肺家热，上气，咳嗽，主润益肺。"《本草正义》还指出："百部虽曰微温，然润而不燥，且能开泄降气，凡嗽无不宜，而尤为久咳必需良药。"对于感冒咳嗽经久不愈之重证者，柴老酌情用之。

射干：味苦，性寒。归肺经。本品苦能泄降，寒能清热。为散血消肿、解毒利咽之品。《本草纲目》说："射干能降火，故古方治喉痹咽痛为要药。"但因其性善降，服之易泻，故孕妇慎用。

（七）治疗"妊娠小便淋痛"的基本方

［急性期（癃闭）的基本方］柴胡 5g，金银花 15g，石韦 6g，竹叶 10g，土茯苓 30g，百合 10g，生草梢 10g，苎麻根 6～10g，泽泻 6g，蒲公英 6g，白头翁 10g。

［加减］慢性期（尿痛）：加沙参 20g，夏枯草 10g，当归 6g，香附 5g。

［辨证］湿热内蕴。

［治则］清热除湿，安胎利尿。

［方解］

君药： 生草梢、石韦清热通淋，缓急止痛。生草梢，味甘，性平。归十二经。具有补脾、润肺、解毒、缓急、和药作用。而草梢为甘草细根或末梢，目前用甘草较细部分代替。其味甘，性寒，归心、小肠、膀胱经。具有泻火解毒、利尿通淋作用，用于热淋，小便短赤。柴老用大量本品缓急止痛。《医学启源》云："去肾茎之痛，胸中积热，非梢子不能除。"《本草备要》中记载："梢止茎中痛，淋浊证用之。"石韦，味甘、苦，性寒。归肺、膀胱经。本品上清肺热，下利膀胱，肺为水之上源，源清则流自洁。具有利水通淋之功。《本经》曰："主劳热邪气，五癃闭不通，利小便水道。"《日华子本草》称"治淋沥遗溺"。《本草备要》更明确指出："清肺金以滋化源，凡行水之药，必皆能先清肺火。通膀胱而利水道。益精气，补五劳。"

臣药： 金银花、竹叶、土茯苓、泽泻、蒲公英、白头翁清热解毒，利尿通淋。金银花，味甘，性寒。归肺、胃、心经。因其甘寒，芳香疏散，善散肺经邪热，兼清心胃之热毒。为散热解毒之良药。《重庆堂随笔》称"清络中风火湿热，解温疫秽恶浊邪"。现代药理研究发现，金银花对多种细菌有抑制作用。用于治疗多种感染性疾病。竹叶，味甘、淡，性寒。归心、肺、胃经。清热除烦，生津利尿。《安徽中草药》记载"清热除烦，解渴，利尿"。《本草正》云："退虚热烦躁不眠，止烦渴，生津液，利小水，解喉疾……"土茯苓，味甘、淡，性平。归肝、胃经。具有解毒除湿、通利关节作用。主治湿热淋浊，带下。《本草备要》指出土茯苓："阳明胃、大肠主药。健脾胃，祛风湿……利小便，止泻泄。"《本草正义》云："土茯苓，利湿去热，能入络，搜剔湿热之蕴毒。其解水轻粉毒者，彼以升提收毒上行，而此以渗利下导为务……"《滇南本草》记载"治五淋白浊，兼治杨梅疮毒、丹毒"。《本草纲目》还称："健脾胃，强筋骨，祛风湿，利关节，止泄泻。"《常用中草药彩色图谱》还明确指出："治风湿性关节炎，腹痛，消化不良，膀胱炎。"泽泻，味甘、淡，性寒。归肾、膀胱经。能泻肾经之虚火，除膀胱之湿热，为利水渗湿泄热之品。适用于小便不利，水肿胀满。对此，古籍记载颇多。摘录如下，《名医别录》云："补虚损五劳，除五脏痞满，起阴气，止泄精、消渴、淋沥，逐膀胱、三焦停水。"《医学启源》则说："治小便淋沥，去阴间汗。《主治秘诀》云，去旧水，养新水，利小便，消水肿，渗泄止渴。"《本草纲目》记载："渗湿热，行痰饮，止呕吐，泻痢，疝痛，脚气。"蒲公英，味苦、甘，性寒。归肝、胃经。苦能散滞气，甘以解毒，寒能清热。具有较强的清热解毒作用，兼可利尿通淋，与金银花有协同作用。现代药理研究发现，蒲公英对多种细菌及某些病毒和真菌均有杀灭或抑制作用。对其功效古籍多有记载，择其主要录之。如《本草正义》云："蒲公英，其性清凉，治一切疔疮、痈疡、红肿热毒诸证，可服可敷，颇有应验。"《本草新编》则说："蒲公英，至贱而有大功，惜世人不知用之。阳明之火，每至燎原，用白虎汤以泻火，未免太伤胃气。盖胃中之火盛，由于胃中土衰也，泻火而土愈衰矣。故用白虎汤以泻胃火，乃一时之极宜，而不可恃之为经久也。蒲公英亦泻胃火之药，但其气甚平，既能泻火，又不损土，可以长服久服而无碍。""凡系阳明之火起者，俱可大剂服之，火退而胃气自生。但其泻火之力甚微，必须多用……或问，蒲公英泻火，止泻阳明之火，不识各经之火，亦可尽消之乎？曰，火之最烈者，无过阳明之焰，阳明之火降，而各经余火无不尽消。蒲公英虽非各经之药，而各经之火，见蒲公英而尽伏，即谓蒲公英能消各经之火，亦无不可也。或问，蒲公英与金银花，同是消痈化疡之物，二物毕竟孰胜？夫蒲公英只入阳明、太阴二经，而金银花则无经不入，蒲公英不可与金银花同于功用也，然金银花得蒲公英而其功更大。"白头翁，味苦，性寒。归胃、大肠经。因其苦寒泄降，清热凉血解毒，尤擅除肠胃热毒。如《本草汇言》曾说："凉血，消瘀，解湿毒。"《本草纲目拾遗》则说："去肠垢，消积滞。"现代药理研究发现，其具有抗菌及抑菌作用。

佐药：百合、苎麻根养阴清热，缓急止痛。百合，味甘、淡，性微寒。归肺、心经。养阴润肺，清心安神，通利小便。古籍对于其功能论述如下，《本经》云："主邪气腹胀、心痛。利大小便，补中益气。"《本草经疏》进一步解释说："百合，主邪气腹胀。所谓邪气者，即邪热也。邪热在腹故腹胀，清其邪热则胀消矣。解利心家之邪热，则心痛自廖。肾主二便，肾与大肠二经有热邪则不通利，清二经之邪热，则大小便自利。甘能补中，热清则气生，故补中益气。清热利小便。"《本草逢原》记载："百合，能补土清金，止嗽，利小便。"苎麻根，味甘，性寒。归心、肝经。具有凉血止血、清热安胎、解毒利尿作用。对此古籍有如下论述，《本草正义》曰："白苎性寒，古方多言其主治小便不通，五淋热结等证，则有泄热通利之力，是以《日华本草》谓其甘寒而滑。"《医林纂要》中记载："孕妇两三月，血益热，胎多不安。苎根甘咸入心，能布散其光明，而不为郁热，此安胎良药也。"《本草便读》则说："苎麻根，甘寒养阴，长于滑窍凉血，血分有湿热者亦属相宜。大抵胎动因于血热者多，或因伤血瘀者也有之。安胎之义，其即此乎。"

使药：柴胡，味苦，性平。归肝、胆经。具有疏肝利胆、疏气解郁、散火作用。柴老以此药为使，引诸药直达病所。对此，古代医家有如下论述。《本草新编》说："夫阴虚而火初起者，何妨少用柴胡，引诸补阴药，直入肝、肾之间，转能泻火之速。所恶者，重加柴胡，而又久用不止耳。用药最通权达变，岂可拘泥之哉。"《医学启源》更明确指出："柴胡，少阳、厥阴引经药也。妇人产前产后必用之药也。"《本草纲目》则说："劳有五劳，病在五脏。若劳在肝、胆、心及包络有热，或少阳经寒热者，则柴胡乃手足厥阴、少阳必用之药。"

（八）治疗"妊娠腹泻"的基本方

［基本方］柴胡 3g，炒白术 10g，白头翁 10g，黄连 3g，茯苓 10g，马齿苋 10g，木香 3g，莲须 5g，荷叶 10g，佩兰 3g，覆盆子 15g，泽泻 6g。

［加减］若感染性腹泻：去覆盆子。

［辨证］脾气虚弱，湿热内蕴。

［治则］健脾化湿，理气止痛，安胎固下。

［方解］

君药：白头翁、马齿苋清热化湿，解毒止泻。白头翁，味苦，性寒。归胃、大肠经。本品苦寒降泄，善除肠胃热毒蕴结，是治疗热痢下重之良药。如《名医别录》称"止毒痢"。《药性本草》记载："治痢疾腹痛，齿痛，百节骨痛。"《本草纲目拾遗》云："去肠垢，消积滞。"《本草经疏》则说："滞下胃虚不思食，及下利完谷不化，泄泻由于虚寒寒湿，而不由于湿毒者忌之。"《本草备要》还提及："苦坚肾，寒凉血。入阳明胃、大肠血分。治热毒血痢……东垣曰肾欲坚，急食苦以坚之。痢则下焦虚，故以纯苦之剂坚之。"马齿苋，味酸，性寒。归心、大肠经。具有凉血解毒、清肠止痢功效。《生草药性备要》则说："治红痢症，清热毒……"《本草备要》云："散血解毒，祛风杀虫。治诸淋疳痢。"《本草纲目》记载"散血消肿，利肠滑胎，解毒通淋，治产后虚汗"。《本草经疏》则说："凡脾胃虚寒，肠滑作泄者勿用；煎饵方不得与鳖甲同用。"在临床应用中应加以注意。

臣药：茯苓、黄连、莲须、荷叶、泽泻、覆盆子健脾化湿，固肾安胎。其中，茯苓、覆盆子健脾补肾以安胎；莲须、荷叶固下安胎；黄连，味苦，性寒。归心、脾、胃、肝、胆、大肠经。本品大苦大寒，燥湿清热，为治疗湿火郁结的主药，可用于治疗湿热蕴结肠胃，痞满呕吐，腹痛泻痢等症。如刘完素说："古方以黄连为治痢之最，盖治痢惟宜辛苦寒药，辛能发散，开通郁结，苦能燥湿，寒能胜热，使气宣平而已。诸苦寒药多泄，惟黄连、黄柏性冷而燥，能降火去湿，而止泻痢，故治痢以之为君。"《本草汇言》记载："黄连，解伤寒疫热，定阳明、少阴赫曦之传邪，退心脾郁热，祛下痢赤白后重之恶疾。"《本草正义》云："黄连大苦大寒，苦燥湿，寒胜热，能泄降一切有余之湿火，而心、脾、肝、肾之热，胆、胃、大小肠之火，无不治之。上以清风火之目病，中以平肝胃之呕吐，下以通腹痛之滞下，皆燥湿清热之效也。"《本经》曰："主热气目痛，眦伤泣出，明目，腹痛下痢，妇人阴中肿痛。"泽泻，味甘、淡，性寒。归肾、膀胱经。寒可清热，淡能渗湿。能泻肾经之虚火，除膀胱之湿热。为利水渗湿泄热之品。正如《本草纲目》云："渗湿热，行痰饮，止呕吐，泻痢，疝痛，脚气。"《药品化义》则说："凡属泻病，小水必短数，以此清润肺气，通调水道，下输膀胱，主治水泻湿泻，使大便得实，则脾气自健也。因能利水道，则真水得养，故消渴能止。又能除湿热，通淋沥，分消痞满，透三焦蓄热停水，此为利水第一良品。若小便不通而口渴者，热在上焦气分，宜用泽泻、茯苓以清肺气，滋水之上源。如口不渴者，热在下焦血分，则用知母、黄柏，以泻膀胱，滋水之下源也。须分别而用。"柴老用此品，取其分利之性。

佐药：炒白术、木香、佩兰理气化湿，缓急止痛。木香，味辛、苦，性温。归肺、肝、脾、胃、大肠经。因其辛散、苦降、温通，芳香而燥，可升可降，通理三焦，尤善行脾胃之气滞，为行气止痛的要药，兼能健脾消食，煨熟能实肠止泻。主治呕吐泻痢，里急后重，食积不消，或不思饮食等症。如《日华子本草》称："治心腹一切气，膀胱冷痛，呕逆反胃，霍乱，泄泻，痢疾，健脾消食，安胎。"《本草纲目》云："木香乃行三焦气分之药，能升降诸气。"与香附比较，本品不但能止痛，而且具有止泻、安胎作用。炒白术，味甘、苦，性温。归脾、胃经。具有补脾益气、燥湿利水的作用，兼以安胎，为健脾之要药。如《珍珠囊》记载："除湿益气，和中补阳，消痰逐水……止泻痢……得黄芩则安胎清热。"对于白术的作用原理及具体应用，古籍记载颇多，摘其要者录之。《本草汇言》："白术，乃扶植脾胃，散湿除痹，消食除痞之要药也。脾虚不健，术能补之，胃虚不纳，术能助之。"说明白术可改善食欲以助身体恢复。《本草逢原》则说："白术，生用有除湿益燥，消痰利水，治风寒湿痹，死肌痉疸，散腰脐间血，及冲脉为病，逆气里急之功；制熟则有和中补气，止渴生津，止汗除热，进饮食，安胎之效。"《本草求真》进一步解释说："白术缘何专补脾气？盖以脾苦湿，急食苦以燥之，脾欲缓，急食甘以缓之；白术味苦而甘，既能燥湿实脾，复能缓脾生津，且其性最温，服则能以健食消谷，为脾脏补气第一要药也。书言无汗能发，有汗能收，通溺止泄，消痰治肿，止热化癖，安胎止呕，功效甚多，总因脾湿则汗不止，脾健则汗易发，凡水湿诸邪，靡不因脾健而自除，吐泻及胎不安，亦靡不因脾健而悉平矣。"《医学衷中参西录》说："白术，性温而燥，气不香窜，味苦微甘微辛，善健脾胃，消痰水，止泄泻，治脾虚作胀，脾湿作渴，脾弱四肢运动无力，甚或作疼。与凉润药同用，又善补肺；与升散药同用，又善调肝；与镇安药同用，又善养心；与滋阴药同用，又善补肾。为其具土德之全，为后天资生之要药，故能于金、木、水、火四脏，皆能有所补益也。"虽然炒白芍既能养血安胎，也能缓急止痛止泻，常用于血虚之证。因其适用范围不如白术广泛，所以柴老不用白芍而选用白术。佩兰，又名"兰草"，味辛，性平。归脾、胃经。辛平发散，药力平和，且气味芬芳清香，长于醒脾，宣湿化浊，善能祛除中州秽浊陈腐之气。正如《本草纲目》云："……兰草、泽兰，气香而温，味辛而散，阴中之阳，足太阴、厥阴经药也。脾喜芳香，肝宜辛散，脾气舒，则三焦通利而正气和；肝郁散，则营卫流行而病邪解。兰草走气道，故能利水道，除痰癖，杀蛊辟恶……"《名医别录》提及"除胸中痰癖"。《本草经疏》则说："肺主气，肺气郁结，则上窍闭而下窍不通，胃主纳水谷，胃气郁滞，则水谷不以时化而为痰癖，兰草辛平能散结滞，芬芳能除秽恶，则上来诸症自疗，大多开胃除恶，清肺消痰，散郁结之圣药也。"

使药：柴胡疏肝健脾，并取其升阳举陷的作用。

附

香附：味辛、微苦、甘，性平。归肝、三焦经。因其味辛能散，微苦能降，微甘能和，性平不寒，芳香走窜，为理气之良药。故李时珍称它为"气病之总司，女科之主帅"。更在《本草纲目》中写道："利三焦，消饮食积聚，痰饮痞满，胕肿腹胀，脚气，止心腹肢体头目齿耳诸痛……妇人崩漏带下，月候不调，胎前产后百病。"

炒白芍：味苦、酸，性微寒。归肝、脾经。具有补血敛阴、平肝柔肝作用。常用于肝脾失和，腹中挛急作痛及泻痢腹痛诸证。古籍对此多有记载。如《本经》云："主邪气腹痛，除血痹，破坚积，寒热疝瘕，止痛，利小便，益气。"《本草纲目》记载："止下痢腹痛后重。"《本草正义》进一步说："补血，益肝脾真阴，而收摄脾气之散乱，肝气之恣横，则白芍也。"《本草备要》中引用虞天民的说法："白芍止治血虚腹痛，余痛不治，以其酸寒收敛，无温散之功也。"

（九）治疗"妊娠牙龈出血"的基本方

［基本方］芦根 20g，荷叶 12g，藕节 30g，竹叶 10g，佩兰 3g，女贞子 20g，黄芩 10g，玉竹 10g，侧柏炭 15g，大蓟 12g，小蓟 12g，知母 6g。

［加减］大便干燥：加全瓜蒌 12～15g。

［辨证］阴虚胃热。

［治则］清胃热，护胎元，兼以凉血止血。

［方解］

君药：芦根、知母养阴清热。芦根因其甘寒，归肺经。故能清肺胃气分之热，还因其清淡不腻，有生津而无敛邪之弊。柴老用之清胃热。如

《本草经疏》记载："芦根味甘气寒而无毒，甘能益胃和中，寒能除热降火，热解胃和，则津液流通……"知母，味苦，性寒。归肺、胃、肾经。苦寒质润，能上清肺热而泻火，下润肾燥而滋阴，中泻胃火而除烦渴。柴老用之泄中焦脾热。其功效在诸多医家著作中多有记载。如《重庆堂随笔》中提及："知母，清肺胃气分之热，则津液不耗而阴自潜滋暗长矣……盖胃热太盛，则阴不足以和阳，津液渐干，而成枯燥不能杀谷之病，其阳则绝者，即津液涸竭也，清其热，俾阳不绝，则救津液之药，虽谓之补阳也可。"《本草正义》说："清胃以救津液，消中瘅热宜之。"《本草纲目》则云："肾苦燥，宜食辛宜润之；肺苦逆，宜食苦以泻之。知母之辛苦寒凉，下则润肾燥而滋阴，上则清肺金泻火，乃二经气分药也。"

臣药： 女贞子、荷叶、藕节、竹叶、黄芩、玉竹、佩兰补肝肾之阴，泄心脾之热，兼安胎。其中女贞子、竹叶滋阴泻火，交通心肾。女贞子，又名女贞实，味甘、苦，性凉。归肝、肾经。滋补肝肾，善清虚热。如《本经》云："主补中，安五脏，养精神，除百疾。"《本草备要》记载"益肝肾，安五脏，强腰膝，明耳目，乌髭发，补风虚，除百病"。《本草经疏》还说："女贞子，气味俱阴，正入肾除热补精之要品，肾得补，则五脏自安，精神自足，百病去而身肥健矣。"《本草述》则说："女贞实，固入血海益血，而和气以上荣……由肾主肺，并以淫精于上下……即广嗣方中，多用之矣。"竹叶，味甘，性寒。归心、肺经。能清心除烦，且可散上焦风热。正如《本草纲目》记载："煎浓汁，漱齿中出血……"《本草再新》也记载："凉心健脾，治吐血、鼻血，聪耳明目。"荷叶、佩兰醒脾，化湿，祛浊，安胎。藕节，味甘、涩，性平。归肝、肺、胃经。既能收涩止血，兼能化瘀，止血而无留瘀之弊，临床多用于治疗多种出血性疾病。《本草纲目》称"能止咳血、唾血、血淋、溺血、下血、血痢、血崩"。《本草汇言》明确指出："藕节，消瘀血，止血妄行之药也。"《本草求真》也说："藕节味涩……善止一切吐衄血证。"黄芩，味苦，性寒。归肺、大肠、小肠、脾、胆诸经。善清肺、大肠、小肠、脾、胆诸经之湿热，尤长于清泻肺与大肠之火，且可止血安胎，可用于血热吐衄。古籍有如下记载，《珍珠囊》说："凉心，治肺中湿热，泻肺火上逆……安胎。"《本草纲目》云："治风热，湿热……火咳肺痿，喉腥，诸失血。"柴老用黄芩清肺及中焦之热。玉竹，味甘，性平。归肺、胃经。具有补阴润燥、生津止渴作用。正如《本草便读》中云："葳蕤，质润之品，培养脾肺之阴，是其所长，而搜风散热诸治，似非质润味甘之物可取效也。如风热风温之属虚者，亦可用之。考玉竹之性味、功用，与黄精相似，自能推想，以风热风温之证，最易伤阴，而养阴之药，又易碍邪，唯玉竹甘平滋润，虽补而不碍邪，故古人立方有取乎此也。"《本草经疏》也说："葳蕤，详味诸家所主，则知其性本醇良，气味和缓，故可长资其利，用而不穷。正如斯药之能补益五脏，滋养气血，根本既治，余疾自除。"柴老此处用其主清胃热。

佐药：侧柏炭、大蓟、小蓟清热，凉血，止血。其中，侧柏炭味苦、涩，性微寒。归肺、肝、脾经。苦能燥湿，涩能收敛，微寒清热。故为凉血收敛止血药，适用于血热妄行的出血证。如《本草从新》说："凉血，最清分湿热。止吐衄崩淋……一切血证……生肌杀虫。"大蓟、小蓟，味甘、苦，性凉。归心、肝经。具有清热凉血，止血散瘀作用。用于治疗血热妄行的多种出血证。如《滇南本草》云："消瘀血，生新血，止吐血，鼻血。"《本草经疏》记载："……血热妄行，溢出上窍则吐衄。大蓟根最能凉血，血热解，则诸证自愈矣。其性凉而能行，行而带补，补血凉血，则荣气和，荣气和故令肥健也。"

（十）治疗"妊娠皮肤瘙痒症"的基本方

［基本方］金银花 12g，菊花 10g，荷叶 10g，莲子心 3g，佩兰 6g，冬瓜皮 15g。

［辨证］血虚风热。

［治则］清热凉血，疏风止痒。

［方解］

君药：冬瓜皮、莲子心清心火，祛湿浊，止瘙痒。冬瓜皮，味甘，性寒。归肺、胃、大肠、小肠经。本品上清肺家的蕴热，下导大肠之积垢，清热化湿，润肤止痒。对此，诸多医书均有论述。如《本草再新》云："走皮肤，去湿追风，补脾泻火。"《重庆堂随笔》说："解风热，消浮肿。"《日华子本草》记载："去皮肤风剥黑黚，润肌肤。"《本草述钩元》也说："凡肠胃内壅，最为要药。"《神农本草经读》则记载："能润肺化痰，兼益胃气。"莲子心，味苦，性寒。归心、肺、肾经。具有清心除热作用。如《素问·至真要大论》云："诸痛痒疮，皆属于心。"《温病条辨》中说："莲心，由心走肾，能使心火下通于肾，又回环上升，能使肾水上潮于心。"而《本草再新》则说："清心火，平肝火，泻脾火，降肺火。消暑除烦，生津……"《随息居饮食谱》说："清热养神。"

臣药：金银花、菊花、荷叶、佩兰清热凉血，解毒止痒。金银花，味甘，性寒。归肝、胃、心经。善散肺经邪热，又可清解心胃之热毒，为散热解毒良药。《本草纲目》记载："治诸毒肿、痈疽、疥癣……散热解毒。"《生草药性备要》记载："能消痈疽疔毒……去皮肤血热。"《本草备要》则说："养血止渴。治疥癣。"菊花，味甘、苦，性微寒。归肺、肝、肾经。因本品清芳疏泄，善祛风热之邪。如《本经》云："主诸风头眩，肿痛……皮肤死肌。"《药性本草》说："治头目风热，风旋倒地，脑骨疼痛，身上一切游风，令消散利血脉。"《本草便读》说："平肝疏肺，清上焦之邪热……益阴滋肾。"《本草经疏》进一步解释说："菊花专制风木，故为去风之要药。苦可泄热，甘能益血，甘可解毒，平则兼辛，故亦散结，苦入心、小肠，甘入脾、胃，平辛走肝、胆，兼入肺与大肠。其主风头眩、肿痛、目欲脱、泪出、皮肤死肌、恶风、湿痹者，诸风掉眩，皆属肝木，风药先入肝，肝开窍于目，风为阳邪，势必走上，血虚则热，热则生风，风火相搏故也。"佩兰，味辛，性平。归脾、胃、肺经。醒脾化湿。善能祛除中州秽浊陈腐之气。如《本草经疏》称"入手太阴、足阳明经"。还指出："肺主气，肺气郁结，则上窍闭而下窍不通，胃主纳水谷，胃气郁滞，则水谷不以时化而为痰癖，兰草辛平能散结滞，芬芳能除秽恶，则上来诸症自疗，大多开胃除恶，清肺消痰，散郁结之圣药也。"李杲说："生津止渴，润肌肉。"《雷公炮炙论》云："生血，调气与荣。"柴老取其走皮，化浊，走肠胃，且认为此药应用于妊娠期较其他散风药相对安全些，故用量可多一点。

附

百部：味甘、苦，性微温，归肺经。因其甘润苦降，无偏寒偏热之性，既有较好的润肺下气止咳作用，又有良好的杀虫止痒作用。如《药性本草》云："治肺家热，上气，咳嗽，主润益肺。"但有小毒，非重症不用。

（十一）治疗"妊娠期高血压"的基本方

[基本方]菊花 10g，荷叶 10g，枸杞子 12g，葛根 3g，白芍药 10g，杜仲 10g，莲子心 3g，远志 5g，连翘 6g，生甘草 3g。

[辨证]肝肾阴虚，肝风内动。

[治则]滋补肝肾，养血息风。

[方解]

君药：菊花、远志平肝息风，养心安神。菊花，味甘、苦，性微寒。归肺、肝、肾经。本品清芳疏泄，善祛风热之邪，而且甘凉益阴，苦可泄热，又能平肝明目，可治肝阳上亢之头晕目昏。对此，古籍记载颇多，录之以供参详。《本经》云："主诸风头眩、肿痛，目欲脱……"《药性论》称其："能治热头风旋倒地，脑骨疼痛，身上诸风令消散。"《本草经疏》解释说："菊花专制风木，故为去风之要药。苦可泄热，甘能益血，甘能解毒，平则兼辛，故亦散结，苦入心、小肠，甘入脾、胃，平辛走肝、胆，兼入肺与大肠。其主风头眩、肿痛……诸风掉眩，皆属肝木，风药先入肝，肝开窍于目，风为阳邪，势必走上，血虚则热，热则生风，风火相搏故也。"《本草新编》指出："甘菊花，气味轻清，功亦甚缓，必宜久服始效，不可责以近功，惟目痛骤用之，成功甚速，余则俱于缓始能取效也。"强调菊花治疗本证的奇效。《本草经百种录》则说："凡芳香之物，皆能治头目肌表之疾。但香则无不辛燥者，惟菊不甚燥烈，故于头目风火之疾，尤宜焉。"指出菊花的药性在治疗方面的优势。《本草正义》更明确说明如下："凡花皆主宣扬疏泄，独菊花则摄纳下降，能平肝火，息肝风，抑木气之横逆，《本经》主风头眩者，以阴虚阳浮，气火升腾，肝风上扰之眩晕言之，非外来风邪，能令人眩也。肿痛，连上风头眩三字读。肝火直上顶巅，而为眩，为肿，为痛，阳焰直升，其势最暴。凡是头风作痛，无非内火内风震撼不息，而菊花能治之，非肃降镇静迥异寻常者，殆难有此力量。目如欲脱，乃肝阳内风之尤甚者……泪出亦阴虚于下，肝火上扬，真阴无摄纳之权，而风阳以疏泄为用，则迎风而下泪，此皆肝肾阴亏，而浮阳上亢为虐，惟菊花之清苦泄降，能收摄虚阳而归纳于下，故为目科要药。"远志，味辛、苦，性温。归心、肾、肺经。因其辛散、苦泄、温通，能助心阳，益心气，又能交通心肾，而安神益智，还能散瘀化痰。对其作用古籍有如下记载。《滇南本草》曰："养心血，镇惊，宁心，散痰涎。疗五痫角弓反张，经搐，口吐痰涎，手足战摇，不省人事……"《药品化义》则说："远志，味辛重大雄，入心开窍，宣散之药。凡痰涎伏心，壅塞心窍，至心气实热，为昏愦神呆，语言謇涩，为睡卧不宁，为恍惚惊怖，为健忘，为梦魇，为小儿客忤，暂以豁痰利窍，使心气开通，则神魂自宁也。"《本草正》记载："远志，专攻心肾，故可镇心止惊，辟邪安梦，壮阳益精，强志助力。"《本草再新》也说："行气散瘀，并善豁痰。"《本草纲目》记载："远志，入足少阴肾经，非心经药也。其功专于强志益精，治善忘。盖精与志，皆肾经之所藏也。肾精不足，则志气衰，不能上通于心，故迷惑善忘。《灵枢经》云，肾藏精，精合志，肾盛怒而不止则伤志，志伤则喜忘其前言，腰脊不可以俯仰屈伸，毛悴色夭。"

臣药：枸杞子、白芍药、连翘、荷叶养血柔肝，清心和胃。枸杞子，味甘，性平。归肝、肾、肺经。具有滋补肝肾作用。现代药理研究发现：枸杞子有轻微的抑制脂肪在肝细胞内沉积和促进肝细胞新生的作用。古籍对本药也有诸多记载，摘其要者录之。《本草述》说："疗肝风血虚，眼赤痛痒昏翳。"还记载"治中风眩晕，虚劳，诸见血证……痿、厥、挛……"《本草汇言》云："俗云枸杞善能治目，非治目也，能壮精益神，神满精足，故治目有效。又言治风，非治风也，能补血生营，血足风灭，故治风有验也，世俗但知补气必用参、芪，补血必用归、地，补阳必用桂、附，补阴必用知、柏，降火必用芩、连，散湿必用苍、朴，祛风必用羌、独、防风，殊不知枸杞能使气可充，血可补，阳可生，阴可长，火可降，风湿可去，有十全之妙用焉。"《本草经疏》则认为："枸杞子，润而滋补，兼能退热，而专补肾、润肺、生津、益气，为肝肾真阴不足、劳乏内热补益之要药。"《本草正》说："枸杞，味重而纯，故能补阴，阴中有阳，故能补气。所以滋阴而不致阴衰，助阳而能使阳旺。"《本草纲目》也记载："枸杞子甘平而润，性滋补……能补肾、润肺、生精、益气，此乃平补之药。"白芍药，味苦、酸，性微寒。归肝、脾经。具有补血敛阴作用，因此可以柔肝平肝。适用于肝血不足，肝阴亏虚，肝阳偏亢之头晕目眩。对此，古籍论述如下，《本草备要》称："补血，泻肝，益脾，敛肝阴……"《本草正义》则说："补血，益肝脾真阴，而收摄脾气之散乱，肝气之恣横，则白芍也……故益阴养血，滋润肝脾，皆用白芍……"《日华子本草》记载："治风补痨，主女人一切病，并产前后诸疾……退热除烦，益气，治天行热疾，瘟瘴惊狂，妇人血运，及肠风泻血，痔瘘发背，疮疥，头痛，明目，目赤，胬肉。"连翘，味苦，性微寒，归心、小肠经。苦能泻火，寒能清热，轻清上浮，善清心火而散上焦之热，兼有清热利尿作用。如《药性论》记载："主通利五淋，小便不通，除心家客热。"《珍珠囊》则说"连翘之用有三：泻心经客热，一也；去上焦诸热，二也；为疮家圣药，三也。"《本草求真》云："连翘味苦微寒，质轻而浮，书虽载泻六经郁火，然真轻清气浮，实为泻心要剂，心为火主，心清则诸脏之火皆清矣。"临床药理研究发现，连翘中的有效成分齐墩果酸有强心、利尿作用。临床研究也有报道，其有消肿、降低血压的作用。荷叶，味苦、涩，性平。归心、肝、脾经。清香升散，具有健脾利湿作用。主治暑热烦渴，头痛眩晕，水肿，食少腹胀。如《滇南本草》记载："上清头目之风热，止眩晕，清痰，泄气，止呕，头闷疼。"《医林纂要》则说："荷叶，功略同藕及莲心，而多入肝分，平热、去湿，以行清气，以青入肝也。然苦涩之味，实以泻心肝而清金固水……除妄热、平气血也。"

佐药：葛根、杜仲、莲子心交通心肾，解郁除烦，兼以安胎。其中，葛根味甘、辛，性平。归脾、胃经。本品轻扬升散，可解肌退热，还能鼓舞胃气上行，且生津止渴。单用本品如葛根片可以治疗高血压性头痛、项强。如《本草备要》云："入阳明经，能鼓舞胃气上行，生津止渴……疗伤寒中风，阳明头痛，又能起阴气，散郁火，解酒毒，利二便，杀百药毒。"柴老用之走督脉。《本草经疏》记载："葛根，解散阳明温病热邪主要药也……发散而升，风药之性也，故主诸痹。"《本经疏证》进一步明确说明："葛根之用，妙在非徒如瓜蒌但浥阴津，亦非徒如升麻但升阳气，而能兼擅二者之长。"《本草正》解释葛根功用时说："葛根，用此者，用其凉散，虽善达诸阳经，而阳明为最，以其气轻，故善解表发汗。凡解散之药多辛热，此独凉而甘，故解温热时行疫疾，凡热而兼渴者，此为最良，当以为君……"《本草汇言》解释本药功用同时，还对作用相近的药物进行辨析："葛根，清风寒，净表邪，解肌热，止烦渴，泻胃火之药也。尝观发表散邪之药，其品亦多，如麻黄拔太阳营分之寒，桂枝解太阳卫分之风，防风、紫苏散太阳在表之风寒，藁本、羌活散太阳在表之寒湿，均称发散药也，而葛根之发散，亦入太阳，亦散风寒，又不同矣，非麻、桂、苏、防，辛香温燥，发散而又有损中气之误也；非若藁本、羌活，发散而又有耗营血之虞也。《神农经》谓起阴气，除消渴，身大热，明属三阳表热无寒之邪，能散之清之之意也。如伤风伤寒，温病热病，寒邪已去，标阳已炽，邪热伏于肌腠之间，非表非里，又非半表半里，口燥烦渴，仍头痛发热者，必用葛根之甘寒，清肌退热可也，否则舍葛根而用辛温（如麻、桂、苏、防之类），不惟疏表过甚，而元气虚，必致多汗亡阳矣。然而葛根之性专在解肌，解肌而热自退，渴自止，汗自收。而本草诸书又言能发汗者，非发三阳寒邪在表之汗也，又非发风温在经之汗也，实乃发三阳寒郁不解，郁极成热之汗也。又如太阳汗出不彻，阳气怫郁，其人面色缘缘正赤，躁烦不知痛之所在，短气，更发汗以愈，宜葛根汤治之，郁解热除，汗出而邪自退，此所以本草诸书言发汗者此也。"此外，《珍珠囊》称："升阳生津，脾虚作渴者，非此不除。"《本草纲目》云："散郁火。"《用药法象》则说："其气轻浮，鼓舞胃气上行，生津液，又解肌热。"

杜仲，味甘，性温。归肝、肾经。具有补肝肾、强筋骨、安胎的作用。现代药理研究证明，杜仲具有如下作用。①降压作用：树皮的提取物对实验动物有持续的降压作用，且炒杜仲的作用强于生杜仲。其原理推测可能是中枢性的。②利尿作用：对狗、大鼠、小鼠等动物均有利尿作用，推测作用机理与 K^+ 有关。③使动物安静，贪睡，不宜接受外界刺激。④对大鼠、兔的子宫有松弛作用。而古医籍对此药有如下论述，《本草纲目》说："杜仲，古方只知滋肾，惟王好古言是肝经气分药，润肝燥，补肝虚，发昔人所未发也。盖肝主筋，肾主骨，肾充则骨强，肝充则筋健，屈伸利用，皆属于筋。杜仲色紫而润，味甘微辛，其气温平，甘温能补，微辛能润，故能入肝而补肾，子能令母实也。"《本草经疏》记载："杜仲，按《本经》所主腰脊痛，益精气，坚筋骨，脚中酸痛不欲践地者，盖腰为肾府，经曰，动摇不能，肾将惫矣。又肾藏精而主骨，肝藏血而主筋，二经虚，则腰脊痛而精气乏。筋骨软而脚不能践地也。《五脏苦欲补泻》云：肾苦燥，急食辛以润之，肝苦急，急食甘以缓之。杜仲辛甘具足，正能解肝肾之所苦，而补其不足者也。"《日华子本草》云："治肾劳，腰脊挛。入药炙用。"《本草正》称："暖子宫，安胎气。"《玉楸药解》记载："益肝肾，养筋骨……治腰膝酸痛，腿足拘挛。"《本草求真》则说："杜仲，入肝而补肾，子能令母实也，且性辛温……痿痹瘫软必须，脚气疼痛必用，胎滑梦遗切要。"莲子心，味苦，性寒。归脾、肾、心经。具有清心除烦作用。常用于治疗温热病之烦热不眠，神昏谵语。如《温病条辨》中说："莲心，由心走肾，能使心火下通于肾，又回环上升，能使肾水上潮于心。"《本草再新》记载："清心火，平肝火，泻脾火，降肺火。"《本草蒙筌》云："利益十二经血气，安靖上下君相火邪。"《随息居饮食谱》则说："敛液止汗，靖热养神，止血固精。"

使药：生甘草，味甘，性平。归十二经。调和诸药及缓和药性。与热药同用能缓和其热，以防燥烈伤阴；与寒药同用能缓和其寒，以防伤及脾胃阳气；与寒热药同用，能起到调和药性以得其平，与峻烈药同用又能缓和药物的作用。正如《本草纲目》中云："诸药中甘草为君，治七十二种乳石毒，解一千二百草木毒，调和众药有功，固有'国老'之号。"

（十二）治疗"妊娠性梦"的基本方

［基本方］覆盆子 15g，莲子心 3g，莲须 6g，乌梅 5g，白芍药 10g，玉竹 10g，地骨皮 10g，侧柏炭 15g，钩藤 10g。必要时加旱莲草 12g，泽泻 5g。

［辨证］心肾不交，相火妄动。

［治则］敛阴清热，交通心肾，固冲安胎。

［方解］

君药：莲子心、乌梅敛阴清热，交通心肾。其中，莲子心，味苦，性寒。归脾、肾、心经。具有清心除烦、交通心肾、涩精止血作用。用于心肾不交之失眠遗精，血热吐血等。如《温病条辨》中说："莲心，由心走肾，能使心火下通于肾，又回环上升，能使肾水上潮于心。"《本草再新》记载："清心火，平肝火，泻脾火，降肺火。消暑除烦，生津止渴，治目红肿。"《本草蒙筌》云："利益十二经血气，安靖上下君相火邪。"《随息居饮食谱》则说："敛液止汗，靖热养神，止血固精。"《医林纂要》称："泻心，坚肾。"《大明一练志》说："清心去热。"乌梅，味酸、涩，性平。归肝、脾、肺、大肠经。本品性主酸涩，可固崩止血，且可益胃生津，治疗烦热口渴。正如《神农本草经》云："主下气，除热烦满，安心，肢体痛，偏枯不仁，死肌，去青黑痣、恶肉。"《本草求原》记载："治溲血、下血、诸血证，自汗，口燥咽干。"《本草经疏》说："梅实，即今之乌梅也，最酸。《经》曰：热伤气，邪客于胸中，则气上逆而烦满，心为之不安。乌梅味酸，能敛浮热，能吸气归元，故主下气，除热烦满及安心也。"《本草求真》则说："乌梅，酸涩而温，似有类同郁木瓜，但此入肺则收，入肠则涩，入筋与骨则软……口渴可止，宁不为酸涩收敛之一验乎。"

臣药：覆盆子、莲须、玉竹、侧柏炭、白芍药补肾固冲，止血安胎。其中覆盆子味甘、酸，性微温。归肝、肾经。本品甘温补益，酸以收敛，故能滋养肝肾，又能收敛固涩。现代药理研究发现：似有雌激素样作用。《本草备要》中记载："益肾脏而固精，补肝虚而明目……女子多孕。"《本草通玄》则说："覆盆子，甘平入肾，起阳治痿，固精摄溺，强肾而无燥热之偏，固精而无凝涩之害，金玉之品也。"《开宝本草》记载："补虚续绝，强阴建阳，悦泽肌肤，安和脏腑，温中益力，疗劳损风虚，补肝明目。"《本草正义》进一步说："覆盆子为滋养真阴之药，味带微酸，能收摄耗散之阴气而生精液，故寇宗奭谓益肾缩小便，服之当覆其溺器，语随附会，尚为有理。《本经》主安五脏，脏者阴也。凡子皆坚实，多能补中，况有酸收之力，自能补五脏之阴而益精气。凡子皆重，多能益肾，而此又专入肾阴，能坚肾气，强志倍力有子，皆补益肾阴之效也。"莲须，味甘、涩，性平。归脾、肾、心经。功能清心固肾，涩精止血。对此药作用古籍记载如下。《本草纲目》云："清心通肾，固精气，乌须发，悦颜色，止血崩、吐血。"《本草再新》说："清心肺之虚热，解暑除烦，生津止渴。"《本草经疏》曾说："莲蕊须《本经》不收，而古方固真补益方中，往往用之。详其主治，乃是足少阴经药，亦能清心，入肾固精气，乌须发，止吐血，疗滑精……"《本经逢原》记载："莲须，清心通肾，以其味涩，故为秘涩精气之要药。《三因》固真丸、巨胜子丸用之，然惟欲勤精薄者为宜，亢阳不制者勿用，恐其兜涩为患也。"《本草求真》云："莲须，甘温而涩，功与莲子略同，但涩性居多，不似龙骨寒涩，有收阴、定魂安魄之妙；牡蛎咸涩微寒，兼有化坚解热之功；金樱徒有阻涩之力，而无清心通肾之理耳。"对功用相似的药物的区别加以论述。玉竹，味甘，性平。归肺、胃经。具有补阴润燥、生津止渴作用。善治肺胃阴虚燥热之证。对于其功能主治，古籍多有论述。如《日华子本草》云："除烦闷，止渴，润心肺，补五劳七伤，虚损，腰脚疼痛，天行热狂。"《本草经疏》则说："葳蕤，详味诸家所主，则知其性本醇良，气味和缓，故可长资其利，用而不穷。正如斯药之能补益五脏，滋养气血，根本既治，余疾自除。"《本草便读》进一步说明其治疗范围及应用鉴别："葳蕤，质润之品，培养肺、脾之阴，是其所长，而搜风散热诸治，似非质润味甘之物可取效也。如风热风温之属虚者，亦可用之。考玉竹之性味、功用，与黄精相似，自能推想，以风热风温之证，最易伤阴，而养阴之药，又易碍邪，唯玉竹甘平滋润，虽补而不碍邪，故古人立方有取乎此也。"《本草正义》进一步强调其应用范围："玉竹，味甘多脂，柔润之品，《本草》虽不言其寒，然所治皆燥热之病，其寒何如（可知）。古人以治风热，盖柔润能息风耳，阴寒之质，非能治外来之风邪。凡热邪燔灼，火盛生风之病最宜。今惟以治肺胃燥热，津液枯涸，口渴嗌干等证，而胃火炽盛，燥渴消谷，多食易饥者，尤有捷效。

《千金》及朱肱以为治风温主药，正以风之病，内热蒸腾，由热生风，本非外感，而热势最盛，津液易伤，故以玉竹为之主药。甄权谓头不安者，加用此物，亦指肝火猖狂，风阳上扰之头痛，甘寒柔润，正为息风清火之妙用，岂谓其能通治一切头痛耶？"侧柏炭，味苦、涩，性微寒。归肺、肝、脾经。苦能燥湿，涩能收敛，微寒清热，故为凉血收敛止血药。主要治疗血热妄行的各种出血。对此，古籍论述如下。《本草求真》记载："侧柏叶仗金气以制木。借炒黑以止血。"《本草从新》则说："最清血分湿热。止吐衄崩淋。肠风尿血。血痢。一切血证……丹溪以为补阴要药。然终属苦寒燥涩之品。唯血分有湿热者。以此清之为宜。若真阴虚者，非所宜也。"《医林纂要》云："泄肺逆，泻心火，平肝热，清血分之热。"白芍药，味苦、酸，性微寒。归肝、脾经。具有补血敛阴、平肝柔肝作用。适用于血虚有热之腹痛。正如《本经》云："主邪气腹痛……止痛，利小便，益气。"《本草备要》说："补血，泻肝，益脾，敛肝阴，治血虚之腹痛。"《本草正义》记载："补血，益肝脾真阴，而收摄脾气之散乱，肝气之恣横，则白芍也……"《医学启源》还说："安脾经，治腹痛，收胃气，止泻利，和血，固腠理，泻肝补脾胃。"《滇南本草》："泻脾热，止腹痛，止水泻，收肝气逆痛，调养心肝脾经血，舒肝降气，止肝气疼痛。"

佐药：钩藤，味甘，性微寒。归肝、心包经。因其微寒质轻，善清肝与心包之火而息风定惊。于补阴药中加之，引药达病所，缓解性梦伴阴道抽动之症状。对此，《本草纲目》如是说："钩藤，手、足厥阴药也。足厥阴主风，手厥阴主火，惊痫眩运，皆肝风相火之病，钩藤通心包于肝木，风静火息，则诸症自除。"《本草新编》进一步说："钩藤，去风甚速，有风症者必宜用之。但风火之生，多因于肾水不足，以致木燥火炎，于补阴药中，少用钩藤，则风火易散，倘全不补阴，纯用钩藤以祛风散火，则风不能息，而火且愈炽矣。"

使药：地骨皮。柴老用此泻相火，不会因凉肾而对胚胎发育造成影响。地骨皮味甘，性寒。归肺、肾经。具有清热凉血、降肺火、退肝肾虚热的功效，为退热除蒸佳品。《本草纲目》记载："枸杞之滋益不独子，而根亦不止于退热而已。但根、苗、子之气味稍殊，而主治亦未必无别。盖其苗乃天精，苦甘而凉，上焦心肺客热者宜之；根乃地骨，甘淡而寒，下焦肝肾虚热者宜之，此皆三焦气分之药，所谓热淫于内，泻以甘寒也。至于子则甘平而润，性滋而补，不能退热，止能补肾润肺，生精益气，此乃平补之药，所谓精不足者，补之以味也。分而用之，则各有所主，兼而用之，则一举两得。世人但知用黄芩、黄连苦寒以治上焦之火，黄柏、知母苦寒以治下焦阴火，谓之补阴降火，久服致伤元气，而不知枸杞、地骨，甘寒平补，使精气充而邪火自退之妙……"《本草汇言》中说："王绍隆云，骨中火热为眚，煎熬真阴，以地中之骨皮，甘寒清润，不泥不滞，非地黄、麦冬同流。"在众多泻火药中地骨皮尤有不可替代的作用，古籍中有如下记载。《本草新编》说："地骨皮。非黄柏、知母之可比，地骨皮虽入肾而不凉肾，止入肾而凉骨耳，凉肾必至泄肾而伤胃，凉骨反能益肾而生髓，黄柏、知母泄肾伤胃，故断不可多用以取败也，骨皮益肾生髓，断不可少用而图功。欲退阴虚火动，骨蒸劳热之症，用补阴之药，加地骨皮或五钱或一两，始能凉骨中之髓，而去骨中之热也。"《要药分剂》还记载："丹溪云，地骨皮能治风者，肝肾同治也；肝有热则自生风，与外感之风不同，热退则风自息。夫地骨皮本非入肝之药，丹溪云然者，以肝肾同位而同治，骨皮既能退肾家虚热，则龙火不炽，雷火亦平，自能息肝热所生之风，虽不入肝经，而肝风亦并治也。且骨皮入肾、三焦二经之外，不入肝，更不入肺，即肺中伏火亦能降泄，则不必疑于肝风之不能息也。总之，肾药兼治肝，乙癸同源也。肾药兼治肺，金水相涵也。"

附

川柏：味苦，性寒。归肾、膀胱经。功能清热燥湿解毒，尤长于清泻肾经相火、下焦及膀胱经湿热。古籍对其功能主治记载颇详，择其要者录之。《珍珠囊》曰："黄柏之用有六：泻膀胱龙火，一也；利小便结，二也；除下焦湿肿，三也；痢疾先见血，四也；脐中痛，五也；补肾不足壮骨髓，六也。"《本经逢原》曰："黄柏，生用降实火，酒制治阴火上炎，盐制治下焦之火，姜制治中焦痰火，姜汁炒黑治湿热，盐酒炒黑治虚火，阴虚火盛面赤戴阳，附子汁制。"对不同药物进行鉴别的记载如下，《汤液本草》说："黄柏，足少阴剂，肾苦燥，故肾停湿也，栀子、黄芩入肺，黄连入心，黄柏入肾，燥湿所归，各从其类也。"《医学入门》中说："黄柏……抑考黄连入心，栀、芩入肺，黄柏入肾，肾苦燥停湿，柏味微辛而能润燥，性利下而能除湿，故为肾经主药。然《本经》谓其主五脏热者，盖相火狂越上冲，肠胃干涸，五脏皆火，以上诸证，皆火之所为，湿亦火之郁而成也，用以泻火则肾水自固，而无狂越漏泄之患，所谓补肾者，亦此意也。丹溪谓肾家无火，而两尺脉微或左尺独旺者，皆不宜用，惟两尺脉俱旺者最宜。"《本草正》中记载："黄柏，性寒润降，去火最速，丹溪言其制伏龙火，补肾强阴，然龙火岂沉寒可除，水枯岂苦劣可补，阴虚水竭，得降愈亡，扑灭元阳，莫此为甚，水未枯而火盛者，用以抽薪则可，水既竭而枯热者，用以补阴实难，当局者慎勿认为补剂。予尝闻之丹溪曰，君火……可以直折，黄连之属可以制之；相火……当从其性而伏之，惟黄柏之属可以降之。"《药品化义》："黄柏，味苦入骨，是以降火能自顶至踵，沦肤彻髓，无不周到，专泻肾与膀胱之火。盖肾属寒水，水多则渐消，枯竭则变热。若气从脐下起者。阴火也。"《长沙药解》说："黄柏，泄己土之湿热，清乙木之郁蒸，调热利下重，理黄疸、腹满、伤寒……黄柏苦寒迅利，疏肝脾而泄湿热，清膀胱而排瘀浊，殊有捷效。最泻肝、肾、脾、胃之阳，后世以此为滋阴补水之剂，误人多矣。"

附：中医学对妊娠病公认的观点

（一）定义

妊娠期间，发生与妊娠有关的疾病，称"妊娠病"，又称"胎前病"。其常见病种如《医宗金鉴·妇科心法要诀》云："妊娠胎前病恶阻，胞阻肿满气烦悬，痫嗽转胞与子淋，激经胎漏胎不安……余病当参杂证治，须知刻刻顾胎原。"同时，提出妊娠期间孕妇罹患其他疾病，可参考一般杂病治疗，只是用药时需要时刻顾及胎儿的健康。

（二）常见病因病机

妊娠病的病因病机，历代医家均有相关的论述。如隋代的巢元方在《诸病源候论》中即对妊娠期间常见病证从病因、病理证候等方面进行了较为详尽的阐述。近代张山雷的《沈氏女科辑要笺正》对病理的论述较为全面。其云："妊娠病源有三大纲：一曰阴亏，精血有限，聚以养胎，阴分必亏。二曰气滞，腹中增一障碍，则升降之气必滞。三曰痰饮，人身脏腑接壤，腹中遽增一物，脏腑之机括为之不灵，津液聚为痰液。"孕后妇女在生理上发生特殊变化，以适应胎儿生长发育的需要。因此妊娠病的病因病机应结合致病因素和妊娠期母体内环境的特殊改变来认识。概括如下：

1. 阴血虚

从气血的层面上揭示妊娠病的病因病机。胚胎的正常发育有赖于气血的濡养，若血气不足或阴血素虚，孕后阴血下聚濡养胎元，则阴血愈虚，可致阴虚阳亢之病。

2. 脾肾虚

从脏腑功能的角度揭示妊娠病的病因病机。《胎产秘书》指出："禀赋不足，脾胃虚弱，是胎产诸疾的根本。"脾胃乃精血化生之源，是胎之仓廪，且胞系于肾。脾虚气血生化乏源，或胎失所养或湿溢肌肤或水停胞中；肾虚胎失所系，胎元不固……则诸疾丛生。

3. 冲气上逆

从经脉气血的运行状况揭示妊娠病的病因病机。"冲为血海，任主胞胎"，强调冲任二脉与经、孕的关系密切。故徐灵胎在《医学源流论》中说："冲任二脉皆起于胞中，上循背里，为经络之海，此皆血之所丛生，而胎之所由系，明于冲任之故则本源洞悉，而后所生之病，千条万绪可以知其所起。"孕后血聚养胎，冲气旺盛，冲气夹胃气上逆致病。

4. 气机不畅

或因七情所伤，或因饮食劳倦等致使气机不畅，或升降失常，气滞血瘀而致病。如《陈素庵妇科补解·安胎门》曰："有因忧郁生脾火，致脾不能生血者……有因好食炙煿辛辣之物，以致胎气受伤者。"

（三）诊断

1. 明确妊娠诊断

中医学对于妊娠的诊断，主要通过诊脉、验乳及试药等法来判断。滑脉历来被认为是妇女怀孕的重要依据，如《素问·阴阳别论》云："妇人足少阴脉动甚者，妊子也。阴搏阳别，谓之有子。"《脉经》曰："妊娠初时，寸微小，呼吸五至。三月而尺数也，脉滑疾，重以手按之散者，胎已三月也。脉重手按之不散，但疾不滑者，五月也。"《景岳全书·妇人规》说："凡妇人怀孕者，其血留气聚，胞宫内实，故脉必滑数倍常，此当然也。"从现代医学的观点看，滑脉出现的生理基础是：怀孕之后，机体代谢加快，血容量增加，心输出量增加，外周血管阻力降低，血流速度加快。此外，根据乳房的变化判断妊娠与否。《医宗金鉴·妇科心法要诀》指出："孕病不分需诊乳，五月之后乳房升。何以知其母子吉，身虽有病脉和平。"当然，古代医家也有使用服药的方法来试探有无怀孕。如《妇人良方大全·验胎法》记载："妇人经脉不行，已经三月，欲验有胎，川芎生为末，空心浓煎艾汤调下二钱，腹内微动则有胎也。"《胎产心法》说："然也有中年受胎及气血羸弱之妇，脉见细小不数者，但于微弱之中，必有隐隐滑动之气，此即阴搏阳别之谓，乃妊娠之脉也。"

目前诊断妊娠主要通过停经史、早孕反应、滑脉等临床表现，结合血尿绒毛膜促性腺激素水平测定、B超检查，不难诊断。

2. 根据临床表现判定妊娠病的具体病名

对于妊娠病具体名称，最早在《素问·奇病论》就有"子喑"的记载。至隋代《诸病源候论》详细阐述了妊娠期间的常见病证，如恶阻、子痫、子淋、子漏、胎动、漏胞、堕胎等的主要证候。

3. 注意胎元已殒与未殒

判断胎元之"殒"与"未殒"是治疗妊娠病的关键所在。若胎元未殒则治母病与安胎并举，若胎元已殒则下胎而后治母病。《济阴纲目·胎前门》中记载"《大全》云：有因母病而胎动者，但治母病，其胎自安。有胎不坚固，动及母疾，但当安胎，其母自愈。当以母形色察知，若面赤舌青，儿死母活；面青舌赤、口中沫出，母死子活；若唇口青，两边沫出者，子母俱死。"

西医学多根据停经时间，结合血清孕酮及绒毛膜促性腺激素（HCG）值和B超胎心存在与否确定胚胎是否停止发育。

4.注意母体的健康状况

（1）中医学的认识

①顺天时，慎起居。妊娠后，由于生理上的特殊性，更应注意摄生，以保证母儿的健康。如《妇人大全良方·孕元立本章》说："唯能顺时数，谨人事，勿动而伤，则生育之道德矣。"又在《妇人大全良方·气质生成章》中指出："寝兴以时，出处以节……使雾露风邪，不得投间而入。因时而养者，理宜然也。以至调喜怒，寡嗜欲，作劳不妄，而气血从之。皆所以保摄妊娠，使诸邪不得干焉。"《医宗金鉴·妇科心法要诀》提出妊娠后日常生活的注意事项："受孕分房宜静养，谨戒食味使脾安，调其喜怒防惊恐，慎厥起居避风寒。"

正常情况下，在妊娠期间可以进行适当的运动和适量的工作。但是应该注意劳逸有节。如《叶氏女科证治》中提到"于未产之前，亦需常为运动，庶使气血流畅，胎易转动，则产亦易矣。"但是不可过度劳累（包括体力和心理两方面），以免耗气动胎。如《产孕集》中说："凡妊娠，起居饮食，惟以和平为上。不可太逸，逸则气滞；不可太劳，劳则气衰。"总之，妊娠期间，生活起居要有规律，活动要适当，避免提挈重物，攀高涉险，以免跌仆，损伤胎元。

②调饮食，慎用药。妊娠期间的饮食应以清淡而富有营养为佳。如萧埙在《女科经纶》中的胎前调理之法一节中说：《女科集略》曰：受妊之后，宜令镇静，则气血安和。须内达七情，外薄五味，大冷大热之物，皆在所禁……儿从母气，不可不慎也。苟无胎动胎痛，泻痢风寒外邪，不可轻易服药。"在孕妇起居所忌一节中引用《便产须知》的说法："勿乱服药，勿过饮酒，勿妄针灸……若脾胃不和，荣卫虚怯，子必羸瘦多病。"《达生

篇·饮食》中也说："饮食宜淡泊，不宜肥浓；宜轻清，不宜重浊；宜甘平，不宜辛热。"

③怡情志，慎房事。妊娠期间，应慎戒房事，尤其是妊娠的前三个月及七个月之后，应禁止房事。《产孕集·孕忌》中称"怀孕之后，首忌交合，盖阴气动而外泄则分其养孕之力而扰其固孕之权。"《景岳全书·妇人规》指出："凡受胎之后，极宜节欲以防泛溢……如受胎三月、五月而每堕者，虽薄弱之妇常有之，然必由纵欲不节，致伤母气而堕者为犹多也。"《万氏妇人科》中指出"妇人有孕，即居侧室，不与夫接……今人不知禁忌，纵情恣欲，有触动胎气而堕者，有胎胞硕而难产者……皆多房事故也。"《叶氏女科证治·妊娠宜禁房事》中更是明确指出："保胎以绝欲为第一要策，其次寡欲。然绝欲甚难。苟能寡欲则身心清净，不犯房事，胎安而产易，即婴儿亦可少病而多寿。若不知谨戒而触犯房事，三月以前多犯暗产，三月以后常致胎动不安，即幸免夫小产，一则包衣太厚而难产，二则子身有白浊而不寿，三则多患疮毒，出痘细、密难起，以致夭亡，皆由父母淫欲之过也。"因此，对于既往有自然流产史者，更应切记。

关于胎教一说，最早见于公元前100年左右的《大戴礼记》。古人十分重视胎教，指出孕妇的生活方式、言行举止、饮食起居以及精神状态，都会对胎儿造成影响。《妇人大全良方·胎教门》中记载"子在腹中，随母听闻，自妊娠之后，则须行坐端严，性情和悦，常处静室，多听美言，令人讲读诗书，陈礼说乐，耳不闻非言，目不视恶事。"《叶氏女科证治》更明确指出："胎前静养，乃第一妙法，不较是非，则气不伤也；不争得失，则神不劳也；心不嫉妒，则血自充矣；情无淫荡，则精自足矣；安闲宁静，即是胎教。"

（2）现代医学的认识

①围产保健，为母儿健康护航。现代医学研究认为，母亲的身体状况及生活方式，直接影响胚胎的发育，如孕妇本身营养不良引起胎儿宫内发

育迟缓和新生儿低体重的发生；若甲状腺功能减退，即使是亚临床甲状腺功能减退，都可以引起胎儿发育迟缓，甚至胚胎停止发育或发育异常；母亲超重，营养过剩，引起新生儿巨大，使难产率增加，甚至引起新生儿糖尿病的发生；孕母为乙肝病毒携带者，若不进行规范的干预治疗，病毒可以通过胎盘或分娩时发生母婴垂直传播，造成新生儿感染。此外，妊娠并发症，如孕妇妊娠期患有妊娠高血压疾病、HELLP 综合征（溶血 – 肝酶升高 – 血小板减少综合征）等。如果孕妇的疾病没有得到有效控制，为保证孕妇安全，迫不得已的情况下，选择终止妊娠。

②围产保健的内容。包括孕前保健和孕产期保健，是指从怀孕开始就要对母亲、胎儿以及新生儿进行的一系列保健措施，甚至婚前保健和孕前保健都与其有关。目的是减少高危妊娠和高危胎儿的发生。孕产期保健就是对孕妇进行一系列的检查，早期预防和治疗孕期并发症、合并症以及给予孕产妇在营养、生活、用药等方面的指导，使其顺利地渡过孕产期；对胎儿进行各种监护及预测，以便了解胎儿生长发育的情况，及早发现异常，如遇严重先天性畸形，可及时终止妊娠，提高出生素质及防止严重残疾儿的出生；对新生儿采取各种监护措施及护理，预防和治疗新生儿常见病，降低新生儿发病率和死亡率。

主要内容包括：量体重、血压、宫高、腹围、听胎心。检查时间：孕 3 月～孕 7 月，1 月 1 次；孕 8 月后，2 周 1 次；孕 9 月后，1 周 1 次。如果有特殊情况，需要随时复查。目的是确定胎龄的大小，大略推算预产期；监测胎儿发育。

③唐筛与产前诊断。为了预防新生儿出生缺陷的发生，开展产前诊断。最常用的监测手段为唐氏综合征产前筛选检查（简称"唐氏筛查"）。目的是通过化验孕妇的血液结合其他临床信息来判断胎儿患有唐氏综合征的危险程度。如果筛查结果为高危需要进行进一步的确诊性检查——羊膜穿刺检查或绒毛检查。

唐氏筛查与羊膜穿刺检查。唐氏筛查即在特定的孕周，通过检测孕妇血清中妊娠相关血浆蛋白 A（PAPP-A）、甲胎蛋白（AFP）、绒毛膜促性腺激素（HCG）、游离雌三醇（μE_3）和血浆蛋白抑制素 A（Inhibin A）的含量，结合孕妇的年龄、孕周、体重，是否吸烟，是否患有胰岛素依赖性糖尿病等，通过风险评估软件计算风险值。临界值为 1/（250～380）（实验室检测方法不同，此数值有所不同）。检测结果大于临界值为高危，小于此值则为低危。根据检测的时间分为第一孕期唐氏筛查（孕 9 周～13 周）和第二孕期唐氏筛查（孕 14 周～21 周）。筛查内容：第一孕期唐氏筛查，在孕 $10～13^{+6}$ 周时，超声测量胎儿颈部透明带厚度（即测"NT"）及检测孕妇血清中的 Inhibin A 和 HCG 值，来估算胎儿罹患唐氏综合征的风险。第二孕期唐氏筛查，在孕 15 周～20 周进行，检测内容包括 AFP、HCG、μE_3 及 Inhibin A 等，再结合孕妇的年龄、孕周及孕妇体重，计算胎儿罹患唐氏综合征的风险。第一孕期唐氏筛查发现高危的孕妇，可以考虑直接取绒毛样本检测胚胎染色体；第二孕期唐氏筛查发现高危的孕妇或高龄产妇（年龄大于 35 岁），可以考虑羊膜穿刺检查，收集羊水中的胎儿细胞，检查胎儿染色体。通过对胚胎或胎儿染色体核型分析明确诊断。后者的准确率高达 99% 以上。筛查时间：最佳时间是孕 15 周～20 周。

孕妇外周血胎儿游离 DNA 产前筛查。绒毛样本检测及羊膜穿刺检查均为有创检查，有一定的流产风险。为了降低风险，最近，开展"孕妇外周血胎儿游离 DNA 产前筛查与诊断技术"。孕妇外周血胎儿游离 DNA 产前筛查与诊断技术适用范围及相关流程如下（国家卫生健康委员会文件摘要）：

适用范围：

A 目标疾病：基于目前的技术发展水平，此项检查的目标疾病为 3 种常见的胎儿染色体非整倍体异常（即 21- 三体综合征、18- 三体综合征、13- 三体综合征）。

B 适宜时间：检测的适宜孕周为 12 周～22 周。

C 适用人群：①血清学筛查显示胎儿常见染色体非整倍体风险值介于高风险切割值与 1/1000 之间的孕妇。②有介入性产前诊断禁忌症者（如：先兆流产、发热、出血倾向、慢性病原体感染活动期、孕妇 Rh 阴性血型等）。③孕 20 周以上，错过血清学筛查最佳时间，但要求评估 21- 三体综合征、18- 三体综合征、13- 三体综合征风险者。

D 慎用人群：有下列情形的孕妇进行筛查时，检测准确性有一定程度的下降，检出效果尚不明确；或按有关规定建议其进行产前诊断的情形。包括：①早、中孕期产前筛查高风险。②预产期年龄 ≥ 35 岁。③重度肥胖（体重指数 > 40）。④通过体外受精 - 胚胎移植方式受孕。⑤有染色体异常胎儿分娩史。⑥双胎及多胎妊娠。⑦医师认为可能影响结果准确性的其他情形。

E 不适用人群：有下列情形的孕妇进行检测时，可能严重影响结果准确性。包括：①孕周 < 12 周。②夫妇一方有明确染色体异常。③ 1 年内接受过异体输血、移植手术、异体细胞治疗等。④胎儿超声检查提示有结构异常须进行产前诊断。⑤有基因遗传病家族史或提示胎儿罹患基因病高风险。⑥孕期合并恶性肿瘤。⑦医师认为可能影响结果准确性的其他情形。

除外上述不适情形的孕妇或其家属在充分知情同意情况下，可选择孕妇外周血胎儿游离 DNA 产前检测。

临床服务流程：

A 检测前咨询及知情同意的具体内容：①对于符合"适用人群"的情形，并且自愿进行检测者；或符合"慎用人群"的情形，但在充分告知并知情同意的前提下，仍然自愿要求进行检测的孕妇，医生应当对孕妇本人及其家属详细告知该项检测的目标疾病、检测目的、意义，检测结果的准确率、局限性、风险以及除此之外的其他筛查与诊断方案，与孕妇本人或其家属签署知情同意书，并填写申请单。②知情同意书需要包括的要点：告知此检测技术的目的疾病；告知此检测技术的检出率、假阳性率和假阴性率，强调该检测结果不是产前诊断的结果，高风险结果必须进行介入性产前诊断确诊，检测费用及流程；告知本技术存在有因检测失败需重新采血的可能；告知影响检测准确性的相关因素及医师对病例个案认为应该说明的相关问题。③对于未接受中孕期血清学筛查，直接选择孕妇外周血胎儿游离 DNA 产前筛查的孕妇，应当在中孕期进行胎儿神经管缺陷风险评估。④知情同意书需一式两份，一份留存产前筛查机构，一份随标本运转至有合作关系的产前诊断机构。

B 检测信息采集：包括孕妇基本情况、孕产史、本次妊娠情况、既往史和家族史等。要如实、准确、详细填写检测申请单。申请单的第一联由产前诊断留存，第二联由检测机构留存。

C 标本采集及运转：①标本编号，采血机构应当对采血管进行唯一编号。该号码应当与知情同意书、检测申请单和临床报告单编号一致。②标本采集，按照无菌操作要求，采取孕妇外周静脉血。标本的采集和处理均应当按照标准操作流程和产品说明书要求进行。③标本的分离、保存和运转，I. 采用乙二胺四乙酸（简称 "EDTA"）抗凝采血管采集标本，应当自离体后 8 小时内完成血浆分离，在干冰冷链状态下暂时保存及运转。采用专用血浆保存管者，可在室温下完成暂时保存及运转。整个操作环节须双人复核。II. 标本应当与知情同意书、检测申请单等资料同时运转。运转过程应当符合生物安全和环境要求，同时做好交接记录。

临床报告的出具发放：

A 自采血至发放临床报告时间不超过 15 个工作日，其中发出检测失败须重新采血通知的时间不超过 10 个工作日。

B 临床报告应当有副高以上职称并具备产前诊断资质的临床医师出具发放。

C 临床报告应当以开展相关技术的产前诊断机构名义出具，以书面报告形式告知受检者。

D 临床报告应当包括以下内容：①送检单位和送检医师姓名；②孕妇基本信息，包括姓名、年龄、末次月经时间、孕周等；③标本信息，包括标本编号、标本状态、采血日期等；④检测项目和检测方法；⑤目标疾病的检测值、参考范围、低风险或高风险结果；⑥结果描述与建议；⑦检测单位、检测时间、检测人员及审核人员签名；⑧临床报告审核发放时间、审核医师签名。

E 检测后咨询及处置：①对检测结果为低风险的孕妇，采血机构应当建议其定期进行常规产前检查；如果同时存在胎儿影像学检查异常，应当对其进行后续咨询及相应产前诊断。对检测结果为高风险的孕妇，产前诊断机构应当尽快通知其到本机构进行后续咨询及相应产前诊断。咨询率应达到 100%，产前诊断率应达 95% 以上。②对于目标疾病以外的其他异常高风险结果，产前诊断机构应当告知孕妇本人或其家属进行进一步咨询和诊断。

F 妊娠结局随访：①采血机构应当负责对孕妇妊娠结局进行追踪随访。对检测结果为高风险的孕妇，妊娠结局随访率应达到 100%；对检测结果为低风险的孕妇，妊娠结局随访率应达到 90% 以上。随访应至少至分娩后 12 周，有条件的可随访至分娩后 1 年。②随访内容应包括：后期流产、引产、早产或足月产、死产、死胎等妊娠结局，是否为 21- 三体综合征、18- 三体综合征、13- 三体综合征患儿，有条件的可将后期流产、死胎的遗传学诊断纳入妊娠结局随访内容。

G 标本与资料信息的保存：采血机构负责保存知情同意书，产前诊断机构负责保存检测申请单第一联。检测机构负责保存检测申请单第二联、实验室检测核心数据信息和剩余标本。标本、信息和资料的保存期限不少于 3 年。

质量控制指标：

A 检出率：21- 三体综合征检出率不低于 95%，18- 三体综合征检出率不低于 85%，13- 三体综合征检出率不低于 70%。

B 假阳性率：21- 三体综合征、18- 三体综合征、13- 三体综合征的复核假阳性率不高于 0.5%。

C 阳性预测值：21- 三体综合征、18- 三体综合征、13- 三体综合征的复核阳性预测值不低于 50%。

D 检测失败率：由于凝血、溶血、DNA 质量控制不合格等标本原因造成的检测失败率不超过 5%。

由于妊娠期孕妇的特殊生理状况，较非妊娠期更容易罹患疾病，后果更严重。国家为了保证母婴安全，降低孕产妇及新生儿的死亡率，制定了完善的围产保健系统。因此，在对妊娠病的治疗中，一定要关注产前检查的各项指标，慎防盲目保胎治疗，使缺陷儿的出生风险增加。

（四）治疗原则

中医妇科学作为中医学的一个重要组成部分，在治疗原则上秉承中医学的辨证施治原则。概括来说即"异病同治"和"同病异治"两大原则。在实际应用中，还需相互配合、灵活运用。

1. 胎元正常，宜治病与安胎并举

由于妊娠期的特殊生理状态，对妊娠病的治疗尤有其特殊性，不能完全等同于一般杂病，在具体治疗中又有特殊的要求。妊娠本身包含母与胎两个方面，胎在母腹，呼吸相同，赖母血以养，二者相互影响，母病往往影响胎儿，反之，胎儿疾病也影响母亲，其表现通过母体表现出来。如孕母罹患甲减，可导致胎儿发育异常、畸形，甚至胎死宫内；若胎动不安，则母亲可出现腰酸、腹痛、阴道流血等临床表现。《医宗金鉴·妇科心法要诀》中指出："安胎之道有二法，母病胎病要详分：母病动胎但治母，子病致母审胎因。"也就是说，在治疗妊娠病时，要根据是母体病还是胎儿病来选择治疗方法。若母体疾病引起的胎动不安，只需治疗母体疾病即可；若为胎动不安引起母体疾病，只要根据胎儿疾病的致病原因治疗，母体疾病便可自然痊愈。

因母病致胎不安者，重在治病，病去胎自安。正如《女科经纶》中："《圣济经》曰：或者以妊娠母治，有伤胎破血之论。岂知邪气暴戾，正气衰微，苟执方无权，纵而勿药，则母将嬴弱，子安能保。上古圣人谓重身毒之，有故无殒，衰其大半而止。盖药之性味，本以疗疾，诚能处以中庸，与疾适当，且知半而止之，亦何疑于攻治哉。"指出若不及时治疗母体疾病，随着母体疾病的进展必将祸及胎儿（其一，导致胎儿疾病，如妊娠期合并甲状腺功能减退，可引新生儿甲减、胚胎停止发育等；其二，母体疾病进展无法继续妊娠，被迫中止妊娠，如妊娠高血压综合征）。当然，治疗应权衡利弊，同时兼顾胚胎或胎儿的安全。

因胎不安致母病者，重在安胎，胎安病自去。胎不安致母病即"胎有不牢固"之说。究其因，多为父母精气不足所致。胎不安在母体的具体表现多为腹痛、腰酸、阴道流血等。如《圣济总录·妊娠门》指出："妊娠脏腑虚弱，冒寒湿之气，邪气与正气相击，故令腹痛，病不已，则伤胞络，令胎不安。治法宜祛散寒湿，安和胎气，则痛自愈。"《胎产新书·女科秘旨》说："孕妇腹中不时作痛，或小腹重坠，名曰胎痛。宜地黄当归汤主之。如不应，加人参、白术、陈皮。如因血气，加砂仁。因中气虚下坠而作痛，则服补中益气汤。"胎安则孕妇的不适症状消失。但是安胎缓解母体的不适，并不能保证胚胎不存在畸形的问题，对于安胎治疗的孕妇，更应注重围产保健，以防缺陷儿的出生。

2. 安胎之法，重在补肾健脾，调理气血

妊娠病的治疗原则是治病与安胎并举。具体治疗方法不同医家有不同的见解，体现了中医辨证论治的原则，用药因人因证而异。

（1）补肾培脾

关于妊娠的生理现象，《素问·上古天真论》明确指出："女子七岁，肾气盛，齿更发长；二七而天癸至，任脉通，太冲脉盛，月事以时下，故有子……七七任脉虚，太冲脉衰少，天癸竭，地道不通，故形坏而无子也。"强调肾气的盛衰与女子生殖能力的强弱息息相关。而脾肾两脏，一者为气血生化之源，一者储藏先天生殖之精，胞胎生长赖精血为养。因此，补肾培脾之法贯穿于妊娠病治疗始终。即治病不忘安胎。肾精充足，气血有续，则胎有所养，自无胎堕之虞。正如赵养葵曰："胎茎系于脾，由钟之系于梁也，栋柱不固，栋梁必挠，所以安胎必须固两肾使肾中和暖，始脾有生气。"《沈绍九医话·妇科》在强调健脾的重要性时指出"胎禀于阳明，得母气而生长，故应培土"。

（2）养血清热

孕后赖阴血养胎，易使母体阴血偏虚，阳气偏旺，导致血热内生，热迫血不循经而妄行，令胎元不稳欲堕。元代朱丹溪提出"养血清热学说"，不同医家在应用上略有增减。①"胎前清热养血为主"论。《女科经纶·嗣育门》记载，王海藏曰："胎前气血和平，则百病不生。若气旺而热，热则耗气血，而胎不安，当清热养血为主。若起居饮食，调养得宜，绝嗜欲，安养胎气，虽感别证，总以安胎为主。"②"胎前清热养血宜兼顺气为主"论。朱丹溪在《丹溪心法·调治法》中指出："胎前清热养血为主，白术、黄芩为安胎之圣药。俗医不知不敢用，反谓温热剂可以养胎。不知胎前最宜清热，令血循经不妄行，故能养胎。黄芩安胎，为上中二焦药，使降火下行。益母草活血行气，有补阴之功。胎前无滞，产后无虚，以行气中有补也。胎至三月四月忽腹痛，唯砂仁、木香能安胎治痛行气。八九月必须顺气，用枳壳、紫苏之属。但气虚者，宜补气以行滞，用参、术、陈皮、归、芍、甘草，加腹皮。气实者，耗气以抑阳，用芩、术、陈皮、甘草，加枳壳。如将临月，胎热以三补丸加香附、白芍，或地黄膏，血虚者四物。若瘦弱人，勿用芍药，以其伐肝也。"③"胎前清热养血宜开郁为主"论。《女科经纶·嗣育门》中引用汪石山的论述："妊娠必须清热调血，使血循经，以养其胎。故丹溪用黄芩、白术，为安胎圣药。盖胎之成，由母之气血蓄聚以养之，气血既聚则易郁。是以先哲多用黄芩清热，香附开郁也。"

（3）随证随因

明代张景岳认为妊娠期间出现胎不安的情况多种多样，祛除致病因素是最好的安胎方法。他在《景岳全书·安胎总论》中写道："盖胎气不安，必有所因，或虚或实，或寒或热，皆为胎气之病。去其所病，便是安胎之法。故安胎之方，不可执，亦不可泥其数月，但当随证随经，因其病而药之，乃为至善。"在论述滑胎之证时，还强调："夫胎以阳生阴长，气行血随，营卫调和，则及期而产，若或滋养之机少有间断，则源流不继而胎不固矣……凡妊娠之数见堕胎者，必以气脉亏损而然。而亏损之由，有禀质之素弱者，有年力之衰残者，有忧怒劳苦而困其精力者，有色欲不慎而盗损其生气者，此外如跌仆、饮食之类，皆能伤其气脉。气脉有伤而胎可无恙，非先天之最完固者不能……故凡畏堕胎者，必当察此所伤之由，而切为戒慎。凡治堕胎者，必当察此养胎之源，而预培其损。保胎之法，无出于此。"

（4）开郁顺气

汪石山曰："盖胎之成，由母之气血蓄聚以养之，气血既聚则易郁。是以先哲多用黄芩清热，香附开郁也。"王海藏也在《医垒元戎》中指出："胎前病唯当顺气。若外感四气，内伤七情，已成他病，治法与男子同，当于各证类中求之，惟动胎之药，切不可犯。"

3. 胎元不正，或母病不宜妊娠，则宜下胎以益母

①胎元不正：中医学之"胎元不正"是指现代医学之胚胎或胎死宫内。原因包括遗传学方面异常（即胚胎染色体异常）、胎儿发育畸形（如心脏畸形、无脑儿等）、葡萄胎等异常、胎儿宫内感染及外伤等。对引起胎元不正的原因，《女科辑要》中如下说："有因种子软弱，成胎后胎儿萎缩而成者。有因母病，病毒侵及胎儿而致死者。有因跌损、脐带胎盘震动受伤而死者……"如《医宗金鉴·妇科心法要诀》指出："子死腹中须急下，舌青腹痛冷如冰，时久口中秽气出，寒热峻缓详斟平。"《景岳全书·妇人规》云："凡子死腹中，多以触伤，或犯禁忌，或以胎气薄弱不成而殒，或以胞破血干，持久困败，但察产母腹胀舌黑者，其子已死。若非产期而觉腹中阴冷重坠，或为呕恶，或秽气上冲，而舌见青黑者，皆子死之证。宜速用下死胎方下之，下后察其虚实，随加调补自愈。"明确提出

"当速去其胎，以救其母"的原则。

②母病不宜妊娠：是指由于母体疾病不能胜任妊娠的情况，或由于母亲疾病伤及胚胎或胎儿，而采取的下胎救母的治疗原则。《女科经纶·胎前证》记载：《大全》曰：妊娠羸瘦，或夹疾病，脏腑虚损，气血枯竭，既不能养胎，致伤胎气不固，终不能安者，可下之，免害妊妇。"指出由于母亲身体状况或疾病可能伤及胎儿，权衡利弊应"下胎救母"。《圣济总录》也指出："……若因伤寒热证、温疟之类，胎受热毒而死，留于胞中不下者。古人虑其胎受热毒，势必胀大难出，故用朴硝、水银、硇砂之类，不惟使胎不胀，且能使胎化烂，副以行血顺气之药，使胎即下也。"提出了孕妇患有传染病可以感染胎儿，并且提出了相应的治疗方法。但是由于当时科学技术发展的局限性，有些方法并不可取。

（五）用药原则

中医对疾病的治疗，认为使用药物只能是在病邪较盛时以顿挫病势的一种手段，一旦病邪已衰，即应适可而止。中医学十分强调依靠人体的自调能力，认为调动人体的正气，对疾病进行因势利导的治疗是最佳选择。《素问·五常政大论》云："补上下者从之，治上下者逆之，以所在寒热盛衰而调之。故曰：上取下取，内取外取，以求其过，能毒者以厚药，不胜毒者以薄药……气反者，病在上，取之下；病在下，取之上；病在中，傍取之。治热以寒，温而行之；治寒以热，凉而行之；治温以清，冷而行之；治清以温，热而行之。故消之削之，吐之下之，补之泻之，久新同法。""病在中而不实不坚，且聚且散，奈何……无积者求其脏，虚则补之，药以祛之，食以随之，行水渍之，和其中外，可使毕已。"强调定性和定位的治疗原则；指出要全面分析病机，决定治疗方案。并阐述了以补法和泻法为纲领的治疗方法，还具体提出了除药疗之外的治疗手段——食疗、物理疗法等。

在具体制方上《素问·五常政大论》有如下说明："病有久新，方有大小，有毒无毒，固宜常制矣。大毒治病，十去其六；常毒治病，食养尽之，无使过之，伤其正也。不尽，行复如法。"文中的"毒"可以有两种理解：①指药物性味特别偏盛，如大寒大热的药味；②指药物的毒性。"六""七""八""九"指用药时间的长短。也就是说，毒性较大的药物，服用时间宜短；毒性一般或毒性较小的药物，服药时间可以稍长；无毒的药物，服用的时间可以较长，但也只能"十去其九"，不能无限期服用。即应用药物治疗疾病，必须掌握分寸，适可而止。毒性越大的药物，愈不能长久服用，攻邪之余，主要应用饮食调养来恢复健康。如果疾病需要应用具有一定毒性的药物治疗，可以采用间断投药的方法，既能有效地治疗疾病，又可以避免因连续服用有毒的药物给人体正气带来损害。

对于"药害"的问题，古人也有所重视。如《素问·六元正纪大论》中提出："大积大聚，其可犯也，衰其大半而止。过者死。"《素问·脏气法时论》也指出："毒药攻邪，五谷为养，五果为助，五畜为益，五菜为充，气味合而服之，以补益精气。"体现中医学治疗疾病的指导思想，即认为疾病是人体正气与病邪相搏的过程，治疗疾病必须立足于调动和恢复人体固有的自调能力来战胜疾病，任何有损人体正气的治疗都应慎用或不用，要重视饮食调养在恢复人体正气中的作用。

中医妇科学作为中医学的一个分支，理应遵从上述原则。但是由于生理的特殊性，还应注意如下事项。

1. 慎用或禁用峻下、滑利、祛瘀、破血、耗气、散气及一切有毒之品

《女科经纶·嗣育门》中记载："……虚则补之，壅者疏之，热则凉之，寒者温之，不可汗下，及利小便。盖胎元必赖气血以养，若汗则亡阳伤气，下则亡阴伤血，利小便则伤精液。是以三者，皆在所禁。凡胎前病，总以养血、健脾、清热、疏气为主。"《便产须知》为方便记忆，将妊娠药

禁编成歌诀。内容如下:"蚖斑、水蛭及虻虫,乌头、附子配天雄,野葛、水银并巴豆,牛膝、薏苡与蜈蚣,棱莪代赭芫花麝,大戟、蛇蜕、黄雌雄,牙硝、芒硝、牡丹、桂,槐花、牵牛、皂角同,半夏、南星与通草。瞿麦、干姜、桃仁通,蛳砂、干漆、蟹甲抓,地胆、茅根莫用好。"《女科辑要·妊娠药忌》中更是强调:"凡大毒、大热及破血、开窍、重坠、利水之药,皆为妊娠所忌……又《外科全生集》云:娠妇患疮疡,虽膏药不宜擅贴,恐内有毒药,能堕胎也。夫外治尚宜避忌,况内服乎!"《女科经纶·胎前证下》记载:"吴蒙斋曰:妊娠伤寒,六经治例皆同,但要安胎为主,凡药中有犯胎者,不可用也。如藿香正气散、十味芎苏散、参苏饮、小柴胡汤之类,有半夏能犯胎,如用,须去之。如桂、附、硝、黄等药,皆动胎,凡用必须斟酌。"

随着科学技术的发展以及生物医学研究的深入,妊娠用药的安全性越来越受到关注,而且不断有新的禁忌药物出现,因此要不断更新知识结构,注意《中药学》或《药典》规定的妊娠禁用或慎用的药物及现代药理学研究。

2. 注意"有故无殒,亦无殒也""衰其大半而止"的原则

由于妊娠期的特殊性,严守胎前"三禁"及禁用妊娠禁忌药物,慎防损害胚胎或胎儿。但是在特殊的情况下,为了保证孕妇的生命安全,该用药时也应该用药,即古人云:"有故无殒,亦无殒也。"如《女科经纶》在"胎前恶阻呕吐用半夏论"中,引用多位医家的观点,说明妊娠期在必要的条件下,有些妊娠禁忌药物还是可以用的。具体论述如下,"陈良甫曰:《千金方》有半夏茯苓汤、茯苓丸,专治恶阻。此二方,比来少有服者,以半夏能动胎,胎初结,虑其辛燥易散故也。须姜汁炒,以制毒。凡恶阻,非半夏不能止,是有故无殒也。"提出通过药物的制备方法降低药物的毒性,以提高孕期用药安全性的观点。"楼全善曰:《大全方》谓半夏

动胎不用，今观仲景用人参半夏干姜丸，罗谦甫用半夏茯苓汤，朱丹溪用二陈加减，并治胎前恶阻，痰逆呕吐，心烦，头眩，恶食，俱效。独不知此乎？予治恶阻，用之未尝动胎。正经云，有故无殒是也。"从同行及个人治疗经验及临床转归的角度，论述妊娠禁忌药不是绝对不能用的。"薛立斋曰：半夏乃健脾气，化痰滞主药。脾胃虚弱呕吐，或痰涎壅滞，饮食少，胎不安，必用半夏茯苓汤，倍加白术，安胎健脾。予尝用验也。"通过药物加减的方法达到治病安胎并举的目的。

总而言之，在治疗妊娠病时，应以治病为主，把保证孕妇的安全作为第一要务，但是也不能忽视胚胎或胎儿的安全，尽量选胎毒较小的有效药物。据目前产科的治疗规范来说，若规范治疗，孕妇的病情有加重的趋势，如果继续妊娠有可能威胁孕妇生命，应立即终止妊娠，不应把胎儿生后能否存活放在首先考虑的内容。

第二部分

病证治验

2

一、妊娠恶阻

（一）病证概述

西医病名：妊娠剧吐

妊娠早期出现恶心呕吐，头晕倦怠，恶闻食气，或食入即吐者，称为"恶阻"。正如《胎产心法》云："恶阻者，谓有胎气，恶心阻其饮食也。"《千金要方》称为"阻病"，《经效产宝》称为"子病"，《坤元是保》谓之"病食"。若在妊娠早期有恶心择食，头晕，或晨起偶有呕吐者，为早孕反应，是妊娠早期的常见现象，不属病态，一般在妊娠3个月左右消失。若反应严重，反复呕吐不能自止者，可使孕妇迅速消瘦或诱发他病，甚至影响胎儿的发育，需要及时治疗。正如《万氏妇人科》所载："轻者不服药无妨，乃常病也。重者需药调之。恐伤胎气。"

妊娠恶阻病名首见于隋代巢元方《诸病源候论》。但最早论述本病者当首推汉代张仲景，他在《金匮要略·妇人妊娠病脉证并治》中就有"妇人得平脉，阴脉小弱，其人渴，不能食，无寒热，名妊娠，桂枝汤主之"的记载，并以干姜人参半夏丸主治妊娠呕吐不止。

妊娠恶阻相当西医学之"妊娠剧吐"，严重者可合并酮症酸中毒及Wernicke脑病。

1. 中医学对妊娠恶阻病因病机的认识

（1）妊娠恶阻的病因病机源流

对妊娠恶阻的病因病机认识，始见于隋代巢元方《诸病源候论·妊娠恶阻候》，谓："此由妇人本元虚羸，血气不足，肾气又弱，兼当风饮冷太过，心下有痰水，夹之而有娠也。经血闭塞，水渍于脏，脏气不宣通。"认为恶阻病因病机分虚实两端。虚则归于气血不足，肾气亏损；实则因于外感风冷，或心下素有痰水。即孕妇素体虚弱，水湿停聚，脏腑气机升降失常所致。唐宋医家多从此说，如宋代陈自明认为停痰积饮为恶阻的主因。明代薛己在《校注妇人良方》中描述陈氏的观点时记载"妊娠恶阻病……由胃气怯弱，中脘停痰"。元代朱丹溪在其《丹溪心法治要》中记载："一妇人，怀孕二月，病呕吐，头眩，目晕，不可禁持，以参、术、芎、陈皮、茯苓之药。五七日愈沉重，脉弦，左为甚，而且弱，此是恶阻病。因怒气所激，肝气既逆，又夹胎气……"提出情志致病说，丰富了既往侧重"中焦脾胃"致病说。明代李梴在《医学入门》中指出："子宫经络，络于胃口，故逢食气引动精气冲上，必食吐尽而后精气乃安。"从胞宫的络脉与脏腑的关系来认识本病。明代张景岳在《景岳全书·妇人规》中提出："凡恶阻多由胃虚气滞，然亦有素本不虚，而忽受胎妊，则冲气上壅，气不下行，故为呕逆等证，及三月余而呕吐渐止者，何也？盖胎元渐大，则脏气仅供胎气，故无暇上逆也。"提出阴血暂时过剩论。《女科经纶》有"妊娠呕吐属肝夹冲脉之火冲上"，其后《医宗金鉴·妇科心法要诀》明确指出，本病"当以胃弱为主，更审其或因胎气阻逆，或痰饮阻逆，与夫兼热、兼寒，而分治之"，比较全面地概括了恶阻的病因病机。

纵观文献记载，恶阻病因不同，但病机则一，主要是孕后血聚胞宫以养胎，冲脉之气偏盛，胃失和降。

（2）现代医家对妊娠恶阻的研究

恶阻为临床常见病证。其致病机理现代医家多有论述。常见的观点如下：蔡小荪认为恶阻的主要病机为肝胃不和、脾胃虚弱或痰湿阻滞导致冲气上逆，胃失和降。若病情迁延，则必重伤胃阴，阴津耗损，引起症状更严重，病情更长。高辉远则认为恶阻的发病机理主要是脾胃失和，但其诱发因素迥异，或因素体脾胃虚弱，或因肝胆气郁，或因气血失和等。在治疗上重视健脾和胃。何瑛等认为妊娠恶阻的发病机制为冲脉之气上逆，导致胃失和降。张丽君提出冲脉气血暂时过剩假说。中医理论认为"冲为血海""冲为十二经脉之海",能调节十二经的气血。妊娠之始,气血下聚胞宫养胎,月经闭止。然孕早期,胚胎尚小,所需气血有限,势必形成冲脉气血暂时相对旺盛的局面。血海的这种变化,必然引起全身气血状态的波动。加之孕妇的禀赋与体质各异,从而出现各种各样的妊娠反应。随着妊娠的进展,胎儿逐渐长大,对气血的需求量逐步增加,相对旺盛的状态得以缓解,全身气血的运行亦趋于调和,故而妊娠反应消失。

综上所述,现代医家认为妊娠恶阻的主要病机为孕后经血不泄,血聚养胎,冲脉之气旺盛而上逆,导致胃失和降而致病。

2. 西医学对妊娠剧吐发病机理的认识

妊娠剧吐是指少数孕妇早孕反应严重,频繁恶心呕吐,不能进食,以致发生体液失衡及新陈代谢障碍,甚至危及孕妇生命。发生率为0.3%~1%,其发病机制至今尚不明了。但是比较公认的观点如下。

(1)可能与血中绒毛膜促性腺激素(HCG)水平过高有关

支持此观点的证据是:早孕反应出现与消失的时间与孕妇血 HCG 值上升与下降的时间相一致。葡萄胎、多胎妊娠的孕妇血 HCG 值明显升高,剧烈呕吐发生率也较高,说明妊娠剧吐可能与 HCG 水平升高有关,但临床表现的严重程度与血 HCG 水平升高的程度有时并不一定成正比。

(2)可能与精神、社会因素有关

临床流行病学研究发现,恐惧妊娠、情绪不稳、精神过度紧张、焦急、忧虑及生活环境和经济状况较差的孕妇易发生妊娠剧吐。如黄车白等对妊娠早期发生妊娠剧吐的患者进行心理测试。采用明尼苏达多项个性问卷(MMIP)进行测评,发现测评结果提示妊娠剧吐的发生与个性心理特征具有相关性。患者常有高度的焦虑与烦躁不安,需要得到别人的注意。当她们的要求得不到回应或满足时,就会变得很恼怒,这种情绪变化有进一步加重呕吐的程度。卢世臣以 EPQ 量表测评（量表包括：E 量表反映受试者个性的内、外倾程度；N 量表反映受试者情绪的稳定程度；P 量表反映精神病质；L 量表反映测定的掩饰程度和纯朴性）的方法研究妊娠剧吐的发病机制。对 60 例妊娠剧吐患者与 60 例正常妊娠者进行配比对照研究，结果发现，剧吐组的 E 量表的测评平均分明显低于正常妊娠组，说明妊娠剧吐患者的个性倾向趋于内向；N 量表的测评平均分明显高于正常妊娠组，说明妊娠剧吐患者的情绪稳定程度趋于不稳定；提示妊娠剧吐患者比正常妊娠者具有不稳定的个性特征。

（3）其他

近来还有一些研究发现妊娠剧吐的发生还可能与感染幽门螺杆菌有关。研究者认为，孕妇体内甾体类激素水平的升高，导致体液潴留，使体液的 pH 值发生改变，而胃肠道内 pH 值的改变，可诱发幽门螺杆菌感染，引起急慢性胃炎，而在妊娠期出现恶心呕吐。还有学者认为妊娠剧吐的发生与妊娠期免疫功能异常有关。Sekizawa 通过检测孕妇血浆中胎儿 DNA 含量发现，血浆中胎儿 DNA 浓度在发生妊娠剧吐的孕妇为 48.4 基因组当量 /mL，而正常孕妇为 31.4 基因组当量 /mL，差异具有显著性（P < 0.05）。其中 4 例妊娠剧吐的孕妇的血浆中胎儿 DNA 含量异常升高，她们都伴有严重的妊娠剧吐体征。同时还发现孕妇血浆 HCG 的浓度与其血浆中胎儿 DNA 含量具有相关性。因此，认为免疫异常是发生妊娠剧吐的根源。

（二）诊治经验

1. 病因病机观

柴老认为正常妊娠的生理状态为阴血（包括五脏六腑的阴血及血海贮存的阴血）下聚胞宫养胎，形成下实上虚之势，若胎气旺盛，沿阳明经上逆，而出现早孕反应－妊娠呕吐。柴老经常通过妊娠反应的存在与否及出现的时间特点（如从无到有、从弱到明显及是否突然消失等）预测胎气的旺盛与否。若阴血不足的程度超过人体的耐受限度，在致病因素的诱导下，导致妊娠恶阻的发生。

柴老尤为重视"二阳之病"在妊娠恶阻发病中的关键作用。柴老引用《素问·阴阳别论》"二阳之病发心脾，有不得隐曲，女子不月……"的论述，结合历代观点和临床实践，提出了阳明热毒随经传入冲脉血海，损伤阴血，扰动血海，导致妇科相关疾病的观点。在辨证中特别关注胃肠功能与排便情况，在治疗上重视调畅阳明，临床应用屡获佳效。

应用"二阳之病"的观点治疗妊娠恶阻，是柴老对中医妇科理论的发展与创新。对于"二阳之病"的认识历史上主要有两种观点：一种是以王冰为代表的解释"二阳，谓阳明大肠及胃之脉也……夫胃肠发病，心脾受之，心受之则血流不畅，脾受之则味不化"。认为阳明胃肠发病，可影响心脾。另一种则以张景岳的解释为代表。张景岳在《类经·阴阳发病》中注释："盖胃与心，母子也，人之情欲本以伤心，母伤则害及其子……故凡内而伤精，外而伤形，皆能病及于胃，此二阳之病，所以发于心脾也。"主张因心脾有病波及胃肠。柴老在前人对妊娠恶阻病因病机认识的基础之上，提出妊娠恶阻的主要病机有二：其一，心脾之疾波及胃肠，孕妇孕后精神紧张、焦虑不安，心血暗耗，脾气结而不运，则三焦不通，故出现上拒于纳、下艰于出的现象，而发妊娠恶阻之证；其二，胃肠之病殃及心脾，孕妇孕后为了保证胚胎发育所需的营养，过度饮食，胃肠壅滞，打破了六腑"实而不能满"的生理平衡状态，造成腑气不通，阳明热盛，而"冲任隶属于阳明"，阳明之热溢入血海，使冲脉之气益盛，冲气循经上逆犯胃，胃失和降，反随冲气上逆而发妊娠恶阻。

综上所述，柴老认为在导致恶阻的诸多致病因素中"心因致病"与"饮食致病"最为主要。病机的中心环节是阳明壅滞，经气逆而不顺。

2. 诊治原则

（1）诊断与鉴别诊断

［诊断］

中医妇科学是中西医结合最紧密的学科之一。对于本病的诊断及鉴别诊断基本沿用西医学的诊断标准。

病史：明确妊娠诊断（停经史）、呕吐频频史。

临床表现及体征：多发生于早期至 16 周之间，多见于年轻初孕妇。一般停经 40 日左右出现早孕反应，逐渐加重，直至频繁呕吐，不能进食，呕吐物中有胆汁或咖啡样物质，严重呕吐可引起失水及电解质紊乱，并动用体内脂肪，使中间产物丙酮聚积，引起代谢性酸中毒。患者体重明显减轻、面色苍白、皮肤干燥、脉搏弱、尿量减少，严重时出现血压下降，引起肾前性急性肾衰竭，甚至出现意识模糊及昏睡状态。妊娠剧吐可导致两种严重的维生素缺乏症。①维生素 B_1 缺乏：可导致韦尼克综合征，临床表现为中枢神经系统症状，即眼球震颤、视力障碍、共济失调、急性期言语增多，后逐渐精神迟钝、嗜睡，个别发生木僵或昏迷。若不及时治疗，死亡率达 50%。②维生素 K 缺乏：可导致凝血功能障碍，常伴血浆蛋白及纤维蛋白原减少，孕妇出血倾向增加，可发生鼻出血，甚至视网膜出血。

实验室检查：尿液检查，测定尿量、尿比重、酮体，注意有无蛋白尿及管型尿。由于代谢性酸中毒，尿酮体可出现（+）～（++++）。

血液检查：测定红细胞数、血红蛋白含量、血细胞比容、全血及血浆黏度，以了解有无血液浓缩。动脉血气分析测定血液 pH 值、二氧化碳结合力等，了解酸碱平衡情况。还应检测血钾、血钠、血氯含量及肝肾功能。

眼底检查：必要时行眼底检查及神经系统检查。

［鉴别诊断］

妊娠剧吐主要应与葡萄胎、甲亢及可能引起呕吐的疾病，如肝炎、胃肠炎、胰腺炎、胆道疾病等相鉴别。有神经系统症状者应与脑膜炎和脑肿瘤等鉴别。

（2）治疗原则

中医治疗原则当为分因论治。常见病因有胃虚、肝热、痰滞三种。胃虚者宜健脾和胃；肝热者宜抑肝和胃；痰滞者宜豁痰养胃。总体以顾护胃气为要，以其和降为顺。

西医治疗原则为支持疗法，补充电解质、维生素；纠正酸中毒。若症状改善不明显，出现高热、酮症酸中毒、肝功能异常等情况，则须终止妊娠。

3. 柴老的诊疗思路

根据文献记载，恶阻的病因不同，但病机则一。主要是孕后血聚养胎，冲脉之气旺盛。因冲脉隶属于阳明，若素体脾胃虚弱，冲气易于上逆，循经犯胃，胃失和降而发"恶阻"。临床常见证型不外乎胃虚、肝热、痰滞三型。

恶阻发生与否及症状的严重程度与胃气的强弱及是否夹有痰浊密切相关。如陈自明在《妇人大全良方》中提出"恶阻"病因病机主要为"胃气怯弱，中脘停痰"。清代医家阎诚斋在《胎产心法》中提出："怀子病月不在形之强弱，在于脏腑虚实。如中宫气健，胃中宿无痰饮，清浊自能升降，不令秽气上壅，自无恶阻等症。"亦强调胃气虚弱在恶阻中至关重要。

中医治疗本病虽然重视胃气，但是更注重寒热虚实的辨证：凡呕吐酸水或苦水或黄稠痰涎者，属热证、实证；呕吐清水清涎，多属虚证、寒证；若吐出物呈咖啡色黏涎或带血样物则属气阴两亏之重证。

对于恶阻的治疗，西医学主要以支持疗法为主，包括止吐、输液、纠正电解质紊乱为主；中药治疗以内服汤药为主。重证患者嗜鼻法，以药气令患者吸之。如《济阴纲目·恶阻》云："轻者不服药亦不妨，重者须以药闻之。"

柴老在前人经验的基础上，提出了自己的学术观点。首先，将妊娠反应之孕吐与病理性恶阻相区别。其次，对病理性恶阻进行治疗。柴老云：妊娠的生理即为阴血（脏腑之血及血海之血）下聚胞宫养胎，形成下实上虚之势，若胎气旺盛，则冲气沿阳明经上逆，引发呕吐。病症表现在中焦，前人的治疗重点在中焦脾胃。柴老在辨证上非常重视患者大便的状况，因为阳明（胃、肠）宜顺不宜逆，且大便通畅有助于排毒。引起阳明不顺畅的原因迥异，但结果相同，会导致大便不顺畅（或便秘燥结，或黏腻不爽）。因此不管患者如何虚弱，都应保证阳明顺畅，即保持大便通畅。不应单纯将辨证论治的焦点停留在中焦的症状上，同时提出"绕脐痛"为阳明不畅的关键症状。

4. 选方用药特色

遣方用药的原则不外乎分因论治。胃虚者，健脾和胃；肝热者，清肝和胃；痰滞者，化痰和胃。

柴老的选方原则仍然以辨证为纲领，重视阳明的顺畅与否。提出如下治疗原则：安胎止呕，和胃缓急，通便降逆。

妊娠期的主要反应为"胃口"不佳，恶心、厌油腻、对气味敏感，甚则呕吐。因此，柴老在选药上提出，在不违背辨证原则的基础上选择药物时，要注意选择清淡之品，尽量避免选用厚腻之味。

柴老治疗恶阻的基本方剂：菟丝子 12g，黄芩 10g，竹茹 6～10g，佩兰 10g，荷叶 10g，瓜蒌 15～30g，藕节 30g，杏仁 6g，百合 12g。

方解：黄芩为清热安胎之圣药，与菟丝子合用安胎，固胎元；竹茹止呕祛秽；藕节清热安胎；百合缓急迫；荷叶化浊通便；杏仁入肺经，化痰润便；全瓜蒌清热宽中通便，但毕竟有通利之性，在用量、应用时间及病例选择上要谨慎，切记以安胎为要。

服药方法：煎药宜浓煎，服药宜坐位、温服、频服。

5.临证思辨心得

柴老通过多年的临床实践发现，以下几类人妊娠后容易出现恶阻之证：高龄婚久不孕，经多方治疗方能成孕者；屡孕屡堕，再次妊娠，惧怕流产而紧张焦虑者；未做好怀孕的心理准备意外受孕，孕妇迫于家庭内外的压力继续妊娠者；孕前节食减肥，脾胃功能衰弱者；孕后担心胚胎营养不足，饮食失衡，伤及脾胃。均与"二阳之病"密切相关。因此柴老提出治疗恶阻保持阳明顺畅的原则，但是走肠胃的通便之品多有通利的作用，若在治疗恶阻时，出现胎漏或胎动不安之征兆，一方面使焦虑的患者更加焦虑，另一方面，医者的治疗方案也难以顺利进行。为解决这个问题，柴老提出以滑脉的流利程度及脉的充盈度候胎气的方法。滑脉为妊娠之主脉，妊娠后的脉象有力与无力，与既往妊娠的次数及怀孕时的年龄有关。柴老指出：同样出现滑而无力的脉象，对于年龄超过35岁或者既往妊娠次数较多者，虽然孕母气血不足，但是为正常的妊娠脉象；反之，年龄较轻或既往无妊娠者，出现上述脉象，表示"胎气不旺"，有发生流产的可能，其正常脉象应为滑而有力。在治疗之初即对病患之胎是否旺盛进行评估，与患者进行充分的交流，使患者对治疗方案及自身的状况有恰如其分的判断以配合治疗。当然，医者在遣方用药时，是"止吐安胎"还是"安胎止吐"，应根据患者的脉象有所侧重。对于过度紧张焦虑，难以控制其心境，且胎气较弱的患者，柴老则考虑安胎为主，通过饮食调理治疗孕吐，即"治病勿忘安胎"。

贯穿于治疗始终的是要关注患者的精神状态、症状的严重程度及是否有酮症酸中毒的可能。对于严重的患者，需住院治疗输液，必要时禁食。对于门诊中医师来说，关键是及时发现重症患者，为患者制定恰当的治疗方案。此外，任何妊娠期的用药都存在风险，中药也不例外，一定要中病即止。

总之，恶阻一证，有轻重之别。轻者，可心理疏导结合饮食调理；重者可中药治疗；对于用药后症状持续，或反复发作，或尿酮体持续阳性，应注意重新查找病因，结合西医支持疗法。极个别患者，若出现高热、肝功异常等，应考虑终止妊娠。

（三）验案剖析

妊娠恶阻案（一）

骆某，女，25 岁，病案号：369361，工业大学教师。

初诊： 1963 年 9 月 9 日。

病史： 第 1 胎妊娠，现孕 18 周，恶心呕吐剧烈，先后 6 次因尿酮体阳性伴有脱水现象，在友谊医院住院治疗。现仍恶心呕吐，呕吐物带血，量不多，色鲜红或黑色，食欲不振，大便 10 ～ 14 日一行，质干燥，小便尚可。舌质红；脉沉滑数。

中医诊断： 妊娠恶阻（胎热炽盛，气逆不顺）。

治法： 清热降逆，止呕通便。

处方： 陈皮 9g，苏子 3g，佩兰 3g，知母 6g，瓜蒌 30g，竹茹 6g，云苓 9g，人参 3g，黄芩 9g。2 剂。

二诊： 1963 年 9 月 11 日。家属代诉，药后 1 日未吐，晨起大便 1 次。效不更方。

处方： 陈皮 9g，苏子 3g，佩兰 3g，知母 6g，瓜蒌 30g，云苓 9g，人参 3g，黄芩 9g，火麻仁 9g，瓦楞子 9g。2 剂。

随访： 药后诸症已解，大便日 1 次。

按： 本案为较严重的恶阻病例。孕 18 周，同时伴有酮症酸中毒表现。用西医学支持疗法的同时，应用中药缓解症状。本案因发生在中孕期，没有流产的迹象，因此瓜蒌用量为30g（全瓜蒌，甘寒，微苦。归肺、胃、大肠经。清热涤痰，宽胸散结，润肠通便）。若在早孕期用药，用量一般不超过15g，且常配以覆盆子、菟丝子等安胎之品，以防流产的发生，用药切记"治吐勿忘安胎"。

妊娠恶阻案（二）

患某，住址：西扬威胡同5号。

病史：3个月前因"胃穿孔"行手术修补。现已经妊娠月余。突然腹痛不能转侧1日。腹胀伴恶心呕吐，不能进食。原手术医院拟行剖腹探查术。因患者畏惧手术，由家属背来就诊。痛苦病容，大便1周未解。查体：腹胀压痛，但无反跳痛。肠鸣音亢进。舌红，苔黄厚；脉滑数有力。处方：大承气汤加陈皮、竹叶。1剂。嘱患者症状加重时随诊。

翌日患者自行就诊，称药后排便，排出很多燥结粪块。

随访：足月分娩1男婴。健康。

按：本案为中医药在妇产科急症方面的应用。在急症时，尽管患者为孕妇，只要辨证符合阳明腑实证，仍然可以用通法。生理情况下，六腑实而不能满，以通为顺，胃气和降，不逆则通。患者以妊娠呕吐为主症就诊，但关键为"阳明腑实"，若不解决下实之证，呕吐难止。柴老在辨证精准的前提下大胆应用"大承气汤"；同时考虑患者处于妊娠早期，"通法"有引起流产之虞，用药应谨慎，遵守"中病即止""衰其大半而止"的原则，仅开1剂药，观察患者的病情变化。药后大便通畅，腑实证解，呕吐自止。

本案毕竟是20世纪60年代的病例，当时医患关系较现在融洽。因此在目前的形势下，用药要谨慎，以稳妥为要。若病情需要，可根据辨证选用小承气汤、调味承气汤之类。

总之，为医者要"胆大心细"。用药的前提是辨证精准，方药的选择在于医者的担当与仁爱之心。

（四）温故知新

《千金要方·妇人方》：阻病者，患心中愦愦，头重眼眩，四肢沉重懈惰，不欲执作，恶闻食气，欲啖咸酸果实，多卧少起，世谓恶食……此由经血既闭，水渍于脏，脏气不宣通，故心烦愦闷，气逆而呕吐也。血脉不通，经络否涩，则四肢沉重，挟风则头目眩也。觉如此候者，便宜服半夏茯苓汤数剂，后将茯苓丸，淡水消除，便欲食也。

《经效产宝》：夫阻病之候，心中愦愦，头旋眼眩，四肢沉重懈怠，恶闻食气，好吃酸咸果实，多卧少起，三月四月多呕逆，肢节不得自举。

《万氏妇人科》：恶阻者，谓有胎气恶心，阻其饮食也。其症：颜色如常，脉息平和，但觉肢体沉重，头目眩晕，择食，恶闻食气，好吃酸咸，甚者或作寒热，心中愦闷，呕吐痰水，胸膈烦满，恍惚不能支持，轻者不服药无妨，乃常病也。重者须药调之，恐伤胎气，专主行痰，以二陈汤为主。但半夏有动胎之性，不可轻用。肥人专主治痰，半夏茯苓汤主之。即二陈加砂仁也。

二、胎漏、胎动不安、滑胎

（一）病证概述

西医病名：先兆流产，重复流产，习惯性流产

妊娠期间出现阴道少量出血，时下时止，或淋漓不止，不伴有腰酸腹痛者，称为"胎漏"；若进一步伴有腰酸腹痛或下腹坠胀者，称为"胎动不安"。胎漏、胎动不安常是堕胎、小产的先兆。因胎漏与胎动不安的临床表现往往难以截然划分，且二者在病因病机、辨证论治亦基本相同，故

一并讨论。

古籍中"胎漏"还称作"漏胞""漏胎""胞漏"，而对"胎动不安"则有"胞阻""胎动"的记载。

对于胎动不安的记载，始于汉代。如张仲景在《金匮要略》中写道："妇人有漏下者，有半产后因续下血都不绝者，有妊娠下血者……假令妊娠腹中痛，为胞阻。"胎动不安之名，最早见于《脉经》及《诸病源候论》。《诸病源候论·妊娠胎动候》指出胎动不安的转归："胎动不安者……轻者止转动不安，重者，便致伤堕。"明代武之望在《济阴纲目》中记载了胎漏和胎动不安的区别："胎动、胎漏皆下血；而胎动有腹痛，胎漏无腹痛为异尔。"

对于"胎漏"之名的记载，最早见于金代刘完素《素问病机气宜保命集》。明代张景岳在《景岳全书·妇人规》也说："妊妇经血不固者，谓之胎漏。"此后多为后世沿用。而"胞漏"之名见于西晋王叔和的《脉经·平妊娠胎动血分水分吐下腹痛证》："有妊娠漏下者……为胞漏。"宋代陈自明的《妇人大全良方·妊娠门》明确指出胎漏"亦名胞漏"。漏胞则首见于《诸病源候论》："漏胞者，谓妊娠数月，而经水时下。"《备急千金要方》《外台秘要》及《集验方》中也有记载。

胎漏及胎动不安相当于西医学之先兆流产。

滑胎，堕胎或小产连续发生三次及三次以上者，称"滑胎"。古籍中的"滑胎"还有另一种含义——用药物使胎滑易产的治疗方法。如《妇人良方·坐月门》有"滑胎例"条，云："盖血多则润而产必易，血亏则涩而产必难，故于未产之前，但宜以培养气血为主而预为之地，如四物汤、滑胎煎、五福饮、小营煎、八珍汤之类皆滑胎之要药也。"以上所言，皆为临产助产治法，而非言"滑胎"之疾病，不属于讨论范围，但是在临证用药时应加以区别。

"滑胎"在古籍中还称作"数堕胎"。将"滑胎"作为一妇科疾病名称首见于叶天士的《叶氏女科证治》及吴谦的《医宗金鉴·妇科心法要诀》。《叶氏女科证治·安胎上》云："有屡孕屡堕者……名滑胎。"而吴谦在《医宗金鉴·妇科心法要诀》中进一步记载："若怀胎三五七月，无故而胎自堕，至下次受孕亦复如是，数数堕胎，则谓之滑胎。"

"滑胎"之证类似于西医学的习惯性流产或重复流产。

1. 中医学对胎漏或胎动不安及滑胎病因病机的认识

（1）胎漏或胎动不安的病因病机源流

胎漏及胎动不安的病因，隋代《诸病源候论》即提出"其母有疾以动胎"和"胎有不牢固"的母体、胎元两大类的病因病机观。明代《景岳全书》又补充说"父气薄弱，胎有不能全受而血之漏"，涉及父精不足，以致胎元不固的原因。对于本病的病因病机，历代医家论述颇多，但究其根本，本病主要责之母体气血失调、胎元不固。纵观古籍，结合今人认识，导致孕母气血不调、胎元不固的主要原因有肾虚、气血虚弱、血热，以及先天禀赋不足等。此外，孕母不慎为跌仆所伤，或误食毒药毒物，或因痼疾，或孕后而患他病，或因胞宫病变亦可影响母体气血或直伤胎元，也常为胎漏、胎动不安的原因。

①肾虚。临床上最为常见的病因。或因孕母先天禀赋不足；或因年龄过大，肾气渐衰；或因多产（含堕胎、小产、人流、药流等）；或因大病久病穷必及肾；或因孕后不节房事，耗肾精伤肾气。肾虚，冲任不固，血海不藏，阴血下漏，胎失所系，发为胎漏、胎动不安。由此可见肾之精气充足与否直接关系胎元之安危。《女科经纶》引《女科集略》云："女子肾藏系于胎，是母之真气子所赖也……儿从母气……不可不慎也。"突出肾与胎元之间的关系。《傅青主女科》记载："夫胎者，本精与血之相结而成，逐月养胎，古人每分经络，其实均不离肾水之养，故肾水足而胎安，肾水亏而胎动。"强调肾之阴精在胚胎孕育过程中的重要作用。

②气血虚弱。胎居母腹，赖孕母气载血养而发育成实。正如《傅青主女科》云："盖脾统血，肺主气，胎非血不萌，非气不生，脾健则血旺而荫胎，肺清则气旺而生子。"《景岳全书》亦云："凡胎不固，无非气血损伤之病，盖气虚则提摄不固，血虚则灌溉不固。"若孕母素体不足气血虚弱；或因劳累过度，饮食失衡，忧思气结；或因孕后病恶阻，呕吐频繁；导致脾虚气弱，化源匮乏；或因他病损伤气血，终致气虚胎失所载，血亏而胎失所养，胎元不固而病胎漏、胎动不安。总之，诸因导致脾胃虚弱是造成气血虚弱的根本原因。正如《临证指南医案·胎前》所云："胎气系于脾，如寄生之托于苞桑，茑与女萝之于松柏。"形象描述了胎元与脾气的关系。而《万氏妇人科·胎前章》如是说："脾胃虚弱不能管束其胎，气血素衰不能滋养其胎。"明确阐述脾胃虚弱，气血不足而病的机理。

③血热。孕母素体阳盛或因孕后过食辛辣椒荽助热生火食物；或因过食温热暖宫药物；或因外感热邪；或因七情内伤郁而化热；或因阴虚内热，热伤冲任，冲任失固，血为热迫而妄行，不能养胎反离经下走发为胎漏，热扰胎元则胎动不安。《景岳全书·妇人规》曰："凡胎热者，血易动，血动者，胎不安。"《经效产宝·妊娠伤寒热病防损胎方论》云："非即之气伤折妊妇，热毒之气侵损胞胎，遂有堕胎漏血。"《医宗己任编·胎前》则说："胎前下血，名曰漏胎……其恼怒伤肝，肝木贼土，血不能藏而成漏。"均指此种病因而言。

④跌仆外伤。妊娠期间或因起居失慎、跌仆闪挫，或因举重提挈强力所伤，或因劳累所伤致使气血失和，气乱而不能载胎，血乱则不能养胎，而发胎漏或胎动不安；或因外伤直损冲任胞胎，内扰胎元，致使胎元不固，而发胎漏或胎动不安。正如《诸病源候论·妇人妊娠病诸候》中记载："行动倒仆，或从高堕下，伤损胞络，致血下动胎。"《三因极一病证方论·漏阻例》也记载："怀孕全假经血以养胎，忽因事惊奔，或从高坠下顿仆失据……致暴下血。"《傅青主女科·妊娠跌损》还说："妊妇有失足跌

损，致伤胎元……人只知是外伤之为病也，谁知有内伤之故！'""唯内之气血素亏，故略有闪挫，胎便不安。"

⑤癥疾伤胎。孕妇胞内宿有癥疾，孕后因癥疾未除，瘀血内阻胞脉，恶血不去，新血不得归经，冲任气血失调，胎失所养，而发胎漏或胎动不安。《金匮要略》曰："妇人宿有癥病，经断未及三月，漏下不止，胎动在脐上者，为癥痼害。"此外，《三因极一病证方论·产科二十一论评》中说："或因顿仆惊恐，出入触冒，及素有癥瘕积聚、坏胎最多。"《女科经纶·胎前证下》中记载："《大全》曰：妊娠羸瘦，或夹疾病，脏腑虚损，气血枯竭，既不能养胎，致伤胎气不固，终不能安者……"即为此意。

⑥毒药毒物。妊娠期间，因误食毒药或毒物，或内伤母体脏腑气血而胎失载养；或径伤胎元损动胎气，均可导致胎漏或胎动不安。正如《陈素庵妇科补解·胎前杂症门》中云："妊娠误食毒药如硝石、巴豆、砒霜、乌附等味，毒物如野菌及无名草药酿酒，病死牛羊鸡豕等，内则伤胎气、血下不止。"《女科经纶·胎前证下》中也记载，"《捷径方》曰：妊妇或食毒物，或误服草药，伤动胎气，下血不止……"

⑦其他。常见为胞宫异常（先天发育异常及后天损伤）。胞宫为女性行月经、孕育胎儿的特殊器官，具有藏纳和泄溢的双重生理功能。若母体胞宫发育尚不完实或有畸形；或反复堕胎胞宫受损，将直接影响其孕育胎儿的功能而导致胎漏及胎动不安。如《广嗣五种备要·保胎方论》记载："胎动不安者，盖因子宫久虚，气血两弱，不能摄之养胎，致令不安欲堕。"对此有一定的认识。至于胎元因素，即"胎病"，属于父母精气不足，胎元缺欠，导致胎漏或胎动不安，终将难以避免堕胎。

（2）滑胎的病因病机源流

妊娠有赖于"肾气盛""天癸至"、阴阳合及冲任相资，而胎元的健固亦须肾以系胎，气以载胎，血以荫胎。故凡脾肾两虚、气血不足者，勉为妊娠，但终不能瓜熟蒂落而夭折；或阴虚血热，宿有癥病而有碍胎元致屡孕屡堕。正如《诸病源候论·妊娠数堕胎候》云："阳施阴化，故得有胎，荣卫调和，则经养足周，故胎得安，而能成长。若血气虚损者，子脏为风冷所居，则血气不足，故不能养胎，所以致胎数堕。"《太平圣惠方·治妊娠数堕胎方论》说："胎数落而不结实者，此是子宫虚冷所致。"《妇人大全良方·治妊娠数堕胎方论》也说："夫胎乃阳施阴化，营卫调和，经养完全十月而产。若血气虚损不能养胎，所以数堕也。"至明代对滑胎的病因有了比较全面的论述，其中，《景岳全书·妇人规》中记载："凡妊娠之数见堕胎者，必以气脉亏虚而然。而亏虚之由，有禀质之素弱者，有年力之衰残者，有忧怒劳苦而困其精力者，有色欲不慎而盗损其生气者。此外，如跌仆、饮食之类皆能伤其气脉，气脉有伤而胎可无恙者！"对滑胎的病因论述较为全面。常见病因病机如下。

　　①脾肾两虚，胎失系载。先天禀赋不足，肾气未盛，肾精未充致胎成不实或房劳过度，肾精暗耗，致使胎失所系。《傅青主女科》云："大凡妇人之怀妊者也，赖肾水以萌胎，水源不足，则火易沸腾……水火两病，胎不能固而堕矣。"强调肾之气血强弱与胎元的稳固密切相关。《女科经纶》引女科集略说："女子肾藏系于胎，是母之真气，子之所赖，若肾气亏损，便不能固摄胎元。"《医学衷中参西录》指出："胎在母腹，如果善吸其母之气化，自无下坠之虞。且男女生育，皆赖肾脏做强。"明确说明肾气与滑胎之间的关系。《女科证治》云："妇人有孕，全赖血以养之，气以护之。"若孕妇素体脾虚，或劳倦忧思、饮食不节，内伤脾土，脾气虚弱，固摄无权，胎失载而堕，因堕愈虚，虚损未复，致使屡孕屡堕。正如《校注妇人良方》中写道："若脾胃虚弱。不能饮食，荣卫不足，月经不行，肌肤黄燥，面无光泽，寒热腹痛，难于子息……"《傅青主女科·妊娠》更明确指出："脾胃之气虚，则胞胎无力，必有崩坠之虞。"因此，或先天不足而累及后天，或后天不健而损及先天，终致脾肾两虚，胎失系载，而发生屡孕屡堕之滑胎。

②气血虚弱，胎失系养。孕母素弱，气血不足，或脾胃虚弱化源匮乏，或因大病久病失血耗气。气虚则血无以生，血虚则气无以化，气血双亏，冲任失养致胎失气载、胎失血养而胎元殒落。若亏虚未补，则复孕又堕，屡孕屡堕而成"滑胎"。正如《傅青主女科》云："盖脾统血，肺主气，胎非血不萌，非气不生，脾健则血旺而荫胎，肺清则气旺而生子。"《景岳全书》也说："凡胎不固，无非气血损伤之病，盖气虚则提摄不固，血虚则灌溉不固。""凡气血衰弱无以滋养其胎，或母有弱病，度其终不能成者……"《医宗金鉴·妇科心法要诀》中记载："孕妇气血充足，形体壮实，则胎气安固。若冲任二经虚损，则胎不成实。"朱丹溪的《格致余论·胎自堕论》中说："血气虚损不足养荣，其胎自堕……"《女科玉尺·卷二》记载："凡有胎者，贵冲任脉旺，元气充足，则饮食如常，身体健壮，色泽不衰，而无病患相侵。血气充实，可保十月满足，分娩无虞……若血气不充，冲任脉虚，则经水愆期，岂能受孕，纵得孕而胞门子户虚寒，亦受胎不实。"均强调气血在维持妊娠进行的作用。

③阴虚血热，胎元失固。素体阴虚，孕后精、津、液、血需下聚冲任以养胎，遂致阴液更虚。阴虚生内热，热移冲任损伤胎气，胎元失固而殒落。因频产（包括人工流产、药物流产及多次服用紧急避孕药）失血，阴液进一步亏虚，若虚损未复，则孕再堕。正如《景岳全书·妇人规》曰："凡胎热者，血易动。血动者，胎不安。故堕于内热而虚者，亦常有之。"《女科要旨·胎前》也说："热则耗气血而胎不安。"

④其他。母体孕前宿有生殖器官癥瘕，因血瘀气滞痰阻，冲任、胞脉瘀阻，血行不周，胎失血养，故而屡次应期而堕。如《医林改错》记载："不知子宫内先有瘀血占其地，胎至三月再长，其内无容身之地，胎病靠挤，血不能入胎胞，从旁流而下，故先见血，血既不入胎胞，胎无血养，故小产。"

2.现代医家对胎漏或胎动不安及滑胎的研究

（1）现代医家对胎漏或胎动不安的研究

胎漏或胎动不安为临床常见病证。对于其致病机理，现代医家多有论述。常见的观点如下：临床最常见的病因病机为肾虚。如哈荔田教授认为，导致胎漏、胎动不安及滑胎的原因虽有种种，但总不外乎脾肾虚损、气血不足、冲任失固等，其中尤以肾不载胎，脾失摄养为发病关键……故安胎当以补脾肾，益气血，固冲任为要，尤须重视固肾。夏桂成教授认为，胎孕形成在于肾经，胎气之故在于肾气，而本病的病因病机的重点是心肾不交，尤以肾虚为前提，并从结构和功能两方面进行了论证。杨宗孟教授认为，中医学素有"肾以载胎"的明训，故不论何种原因导致的早期先兆流产，必然在肾虚的前提下才可发病。丁安华等人的研究认为，脾胃虚弱，气血虚弱，中气下陷，冲任不固导致流产发生的可能，用补中益气汤加减补气养血安胎。刘奉五教授认为，妊后阴血聚于下养胎，胞中热极，血热则胎动不安，用"清热安胎"之法治疗先兆流产，多取良效。

（2）现代医家对滑胎的研究

滑胎的发生有增加的趋势，对其致病机理的研究不断深入，常见观点如下：强调孕前调理，孕后保胎治疗。如罗元恺教授提出"补肾固冲治滑胎"的方法。认为流产过多势必耗血伤气，致冲任不固，肾失封藏。首重补肾以固本，治疗中还应注意除外胚胎的某些先天缺陷。夏桂成教授治滑胎遵从《慎斋遗书》的理念"欲补心者，须实肾，使肾得升；欲补肾者，须宁心，使心得降"。心得降，肾得实，精得定，子宫得固藏。提出治滑胎须"固脱求益气，补肾须宁心"的治疗原则，并创造治滑胎的"牛鼻保胎丸"。崔文彬教授则提出，滑胎之证治疗棘手，因兼瘀者攻之则恐伤胎，兼虚损者补之则恐壅塞，非一法一方即能奏效。滑胎的治疗应分"标本先后"。

3. 西医学对胎漏或胎动不安及滑胎发病机理的认识

胎漏或胎动不安及滑胎相当于西医学之先兆流产及习惯性流产或重复流产。先兆流产是指妇女孕 28 周前出现以阴道少量出血，伴有小腹疼痛，或腰酸胀痛，无妊娠物排出等为主要临床表现的疾病。发生在孕 12 周以前者，称"早期先兆流产"，而发生在孕 12 周以后者，则称"晚期先兆流产"。中医妇科学的治疗优势在于"早期先兆流产"。根据不同地区、不同阶层及不同年龄的统计，流产的发生率为 15% ～ 40%，约 75% 发生在妊娠 16 周以前，发生在妊娠 12 周以前者占 62%。导致流产的原因很多，主要与遗传缺陷、环境因素、母体疾病、免疫因素等相关。常见的观点如下。

（1）病因

1）遗传基因缺陷。染色体异常及基因异常是早期流产的主要原因。染色体异常包括数量异常及结构异常两大类。据文献报道，早期流产，特别是发生在 6 ～ 8 周以前的流产中，有 50% ～ 60% 的妊娠物存在染色体异常。复发流产的染色体异常的检出率更高。Portnoi 等报道，早期流产夫妇染色体异常率为 4.02%。其中多为染色体数目异常，包括 X 单体、三体及三倍体等；其次为染色体结构异常，包括染色体断裂、缺失、易位和倒置。其中易位和倒置较常见。一般来说，平衡易位因为没有遗传物质的缺失，通常不会影响胚胎的发育；而不平衡易位，可导致部分单体或三体的发生，引起胚胎早期死亡或流产。单基因突变或 DNA 丢失，是另一种导致胚胎早期死亡或流产的原因。此种情况下，夫妇双方的染色体核型往往正常，因合子致死基因突变而发生流产。有关 DNA 缺失的研究发现，a-glokin 基因是不可代替的，若此基因缺失流产的发生是必然的。

2）母体因素。①内分泌异常。内分泌异常引起的早期流产占早期流产率的 23% ～ 67%。黄体功能不足导致孕激素分泌量较少为早期先兆流产的常见原因之一。另外，甲状腺功能减退、子宫内膜异位症、多囊卵巢综合征等，可通过影响下丘脑 – 垂体 – 卵巢轴的功能，导致黄体功能异常、子宫内膜发育不良，不能维持妊娠，从而引起早期流产的发生。②免疫功能异常。孕妇的免疫功能状态对维持妊娠的顺利进行是十分重要的。妊娠类似同种异体移植，胚胎与母体之间存在复杂而特殊的免疫关系。一般情况下，妊娠期间母体的免疫功能处于特殊的状态，母体的免疫系统不对胚胎加以排斥，使得妊娠正常进行。免疫功能异常，包括抗原和抗体系统异常。正常妊娠情况下，封闭抗体能够抑制混合淋巴细胞反应，防止母体免疫系统攻击胚胎，维持正常妊娠。当抗体系统异常，母体难以产生封闭抗体，致使母体的免疫系统排斥胚胎导致胚胎死亡而发生流产。此外，配偶间的组织相容性抗原（HLA）、血型不和等，均可引发流产。③生殖器官异常。子宫畸形（如子宫先天发育不良、双子宫、子宫纵隔等）、子宫肿瘤（如子宫黏膜肌瘤、子宫腺肌症等）均可影响胚胎的着床和发育而导致流产。宫颈机能不全及宫腔粘连等也与早期流产的发生相关。④全身性疾病。妊娠期，孕妇患病也可能引起流产发生。如全身感染时的高热可影响胎儿发育，严重者可诱发流产；某些已知病原体感染，如弓形虫、单纯疱疹病毒、人支原体、解脲支原体、巨细胞病毒等，可以通过胎盘屏障，引起胚胎感染，甚至造成流产。此外，孕妇心力衰竭、严重贫血、妊娠高血压综合征及严重的营养不良等缺血缺氧性疾病，亦可导致流产。⑤严重营养不良。严重的妊娠剧吐或过度节食造成胚胎营养缺乏而引发流产。⑥不良习惯。孕期吸烟、酗酒、过量饮用含咖啡因的饮品，更有甚者使用毒品等。⑦环境因素。环境中的某些有害的化学物质，如甲醛、苯、铅、二噁英及某些洗涤剂等，也与流产的发生有关。⑧创伤。如孕妇的腹部受到严重的挤压或快速撞击，甚至手术、性交过度等意外，亦可能造成流产。⑨情志刺激。现代医学认为，焦虑、恐吓、紧张等严重的精神刺激均可导致早期先兆流产，因为情志刺激能够引起人体生理、情感、精神、智力和社会行为方面的反应。黎荔等运用 SAS 焦虑自评量表对患者进行心理测试，并将患者焦虑的标准分与中国常模比较，发现早期先兆流产患者的焦虑状态非常严重，而且情志刺激不仅影响患者的情感态度及行为，还对胎儿造成不良影响，有证据表明，孕早期孕妇的情绪高度不安不仅对胎儿大脑的发育产生影响，而且容易造成子代的远期功能损害。

（2）病理

孕 8 周前的早期流产，胚胎多先死亡，随后发生蜕膜出血，造成绒毛与底蜕膜分离、出血，已分离的胚胎组织如同异物，引起子宫收缩而被排出。胚胎发育异常在早期流产中可以分成两大类：一类是全胚胎发育异常，即生长结构障碍，包括无胚胎、结节状胚、圆柱状胚及发育阻滞胚；另一类是特殊发育缺陷，常见为神经管畸形、肢体发育缺陷等。孕 8 ～ 12 周时，由于胎盘绒毛发育旺盛，与底蜕膜联系较牢固，流产物往往不易完全排出，发生不全流产或稽留流产。

（二）诊治经验

1. 病因病机观

柴老强调中医学的保胎治疗主要围绕妊娠母体的状态进行的，不能改变由于胚胎遗传学异常引起的流产问题。胎漏或胎动不安仅是流产的最初阶段，通过中医的辨证治疗使一些由于孕妇本身原因引起的流产得以避免。

（1）胎漏或胎动不安。柴老认为，引起胎漏或胎动不安的病因繁多、病机复杂，归纳起来不外乎以下几类。①肾气不足，胎元失固（失摄）。此类患者或由于先天禀赋不足，常见于初潮较晚，既往常患有轻重不一的月经病（如崩漏、月经后错或闭经）；或房劳多产（包括频繁的堕胎、人工流产、小产等）；或将紧急避孕药作为常规避孕药，在短时间内反复使用，伤肾耗精；或不注意养生，饮食失和及追求曼妙身材，过分节食及过量运动，伤及脾胃，脾失健运，后天无力养先天，致使肾气虚衰；或年近"七七"，肾气虚衰，天癸将竭，始思孕子。上述诸因导致肾气不足，不能系胎，胎欲殒落。②血虚不能养胎。随着社会经济的发展，女性在社会经济生活中发挥越来越多的作用。或紧张焦虑，过度劳累，饮食生活起居失度，以致脾胃虚弱化源匮乏；或追求时尚，节食瘦身，过量运动，导致过度耗伤气血。脾虚血少，不能滋养胚胎，胎欲殒落。③血海伏热，胎元不安。平素或嗜食辛辣肥甘；或工作压力过大，寝食不安；或孕后过度温补，导致阳明热盛，循经入血海；或因素体阳盛复感外邪，热扰胎元。血海伏热，热伤冲任，热扰胎元，胎元不固，胎欲殒落。④逆因。女性因为避孕失败或多次胚胎停止发育，多次接受人工流产手术（或药物流产手术）导致子宫内膜受损或宫腔粘连等，引起子宫内膜过薄或内膜血运不良，无法满足胚胎发育所需的营养，使胎元失养，引起胎欲殒落。

（2）滑胎。柴老提出，引起胎漏或胎动不安的病因均为滑胎的病因病机。其特殊性在于其屡孕屡堕，主要病机为阴亏血少，血海不足，肾气虚弱。因此主张孕前调理，为下次妊娠做准备（包括生理及心理两个方面）。根据基础体温（BBT）及治疗前后的脉象并结合患者的年龄和生殖内分泌状况，综合评定决定开始怀孕的时机。还强调孕后保胎的重要性及孕后保胎治疗的动态监测和随访。

2.诊治原则

（1）诊断与鉴别诊断

对于本病的诊断及鉴别诊断基本沿用西医学的诊断标准。

[诊断]

①病史：明确妊娠诊断（停经史），或一向月经规律出现月经量明显少于通常月经量，或屡孕屡堕、再次妊娠。

②临床表现及体征：妊娠期间出现阴道无规律的出血，时多时少，无腰酸腹痛，或轻微的腰腹不适感；或虽无阴道出血，但自觉腰部酸楚不适，小腹疼痛或下坠；或阴道出血同时伴有腰酸腹痛。

③妇科检查：常规消毒下进行，见阴道流血来自宫腔，但宫颈口闭合，没有组织物阻塞；子宫增大，柔软，与停经月份符合。

④BBT 持续高温超过 21 天。

⑤实验室检查：尿 HCG 阳性或血 HCG ＞ 5mIU/mL。

⑥B 超检查：宫腔内可见妊娠囊，其内见卵黄囊。

⑦宫颈检查。

⑧妊娠进展的动态观察。

超声诊断：阴道超声最早可于孕 4 ～ 5 周检出孕囊，当胚芽头臀长（CRL）达 5mm 以上，出现胚心管搏动。

4 项妊娠失败超声评估（美国超声放射医师学会标准）：①头臀长度 ≥ 7mm 且无心跳；②孕囊平均直径 ≥ 25mm 且无胚胎；③检查出无卵黄囊的孕囊 2 周后不见有心跳的胚胎；④检查出有卵黄囊的孕囊 11 天后仍不见有心跳的胚胎。

8 种情况，"可疑但不能确诊妊娠失败"的超声表现（美国超声放射医师学会标准）：头臀长度 ＜ 7mm 且无心跳；孕囊平均直径为 16 ～ 24mm 且无胚胎；检查出无卵黄囊的孕囊 7 ～ 13 天内不见有心跳的胚胎；检查出有卵黄囊的孕囊 7 ～ 10 天后仍不见有心跳的胚胎；距末次月经 ≥ 6 周后未见胚胎；空羊膜（可看到羊膜与卵黄囊毗邻但无胚胎）；卵黄囊直径 ＞ 7mm；孕囊较胚胎小，即孕囊平均直径和头臀长度差距小于 5mm。若发现上述 1 种或多种情况，应进一步评估。

β–HCG：受精后 1 周，血 β–HCG 水平可从 5IU/L 上升至 50IU/L，妊娠 4 周时，血 β–HCG 水平约为 100IU/L。血 β–HCG 水平达 1000 ～ 2000IU/L，阴道超声可检出孕囊。若已见妊娠囊，血 β–HCG 水平 ＜

1000IU/L，多提示胚胎已经死亡。正常早期妊娠，血 β–HCG 水平 48 小时增长 1 倍，若每 48 小时血 β–HCG 水平上升幅度不到 65%，预示妊娠结局不良。

孕酮：孕酮是"非孕龄依赖性"，整体来说，孕 12 周前，孕酮变化不大；孕酮 ≥ 25ng/mL，提示安全妊娠，胎儿的存活可能性为 97%；孕 18 周前，孕酮 < 14ng/mL，不良妊娠率可达 87.6%；孕酮 < 10ng/mL，提示高危妊娠；孕酮 < 5ng/mL，提示胚胎死亡；未明部位妊娠预测中，孕酮浓度 < 6.41ng/mL，妊娠失败可能性达 95%；若孕酮浓度 > 19.23ng/mL，强烈提示宫内妊娠。

［鉴别诊断］

胎漏或胎动不安及滑胎主要应与宫外孕、堕胎、小产及滋养叶细胞肿瘤（葡萄胎、绒癌等）等疾病相鉴别。此外还要与其他各种原因所致的宫颈出血（如宫颈息肉、宫颈癌等）相鉴别。

（2）治疗原则

中医治疗原则因胎元欲殒而实未殒，故以安胎为主。治疗原则不外乎抓住阴道出血、腰酸、腹痛、下坠四大症状的性质、轻重程度，辨其虚实、寒热。治疗以安胎为大法，根据不同的证型采用补肾健脾、清热凉血、益气养血诸法。遵守"治病求本"及"因其病而药之"，佐以缓急止痛、固冲止血。

西医治疗原则，主要以黄体支持为主。同时卧床休息，放松心情，动态观察胚胎发育情况。

3. 柴老的诊疗思路

根据文献记载，胎漏、胎动不安的原因众多，以下几端多见。如《诸病源候论》指出"其母有疾以动胎"和"胎有不牢固"，涉及母体与胎元两大类病因病理。明代《景岳全书·妇人规》云"父气薄弱，胎有不能全受而血之漏"，补充父精不足，亦可致胎元不固。但究其根本，主要责之母体气血不调，胎元不固。纵观历代医籍，结合现代认识，导致孕母气血不调，胎元不固的主要病机有肾虚、气血虚弱、血热，以及父母精气不足等。此外，还可为跌仆所伤、误食毒物（伤胎之品），或因癥疾，或因孕后患有他病，或胞宫病变折损胎元。常见证型有六：肾虚、气血虚弱、血热、跌仆伤胎、癥疾伤胎、毒药毒物伤胎。

胎漏、胎动不安的辨证要点是阴道出血、腰酸、腹痛、腹坠四大症状的特点、轻重程度，结合全身症状并舌脉，进行辨证及判断治疗之转归。一般而言，流产是一个动态变化的过程，在先兆流产阶段，如果胚胎无遗传学方面的问题，经过恰当的治疗可继续妊娠，最终正常分娩。

对于胎漏、胎动不安的西医学治疗通常包括维持黄体功能、HCG 及抗凝和免疫治疗。中医治疗在辨证论治的基础上采用中药内服治疗。

柴老在前人经验的基础上，提出了自己的学术观点。首先，提出中医药治疗只能缓解先兆流产的现象，不能改变遗传学的异常。因此在保胎的同时，一定要动态监测胚胎的发育情况。其次，可通过妊娠反应及脉象变化候胎气，根据患者治疗前后自身对照，预测保胎是否成功。若治疗后妊娠反应明显，脉象之滑利显著，说明胎气旺盛，保胎容易成功。

强调滑脉在胎漏、胎动不安治疗中的意义。一是提出脉象与妊娠的进展密切相关。滑脉为妊娠之主脉。脉象的有力与无力，和患者妊娠的次数及孕妇妊娠时的年龄有关。若孕妇年龄超过 35 岁，且多次妊娠，出现滑而无力的脉象，仅表示母体气血不足，但对于妊娠来说，则是正常脉象，换句话来说，胎气正常；若孕妇年轻，且无多次妊娠经历，出现滑而无力的脉象，则表示胎气不好。在治疗过程中，若脉象从细滑或滑而无力变化成沉滑、滑而有力或滑大有力，说明胎气转旺。二是指导用药。柴老从临床实践中发现，在她诊治的胎漏、胎动不安的患者中，约 80% 的辨证为"血海伏热，胎元不安，胎元失养"。在处理补肾与清热药物的比例上，柴老给出如下原则：若出现细滑无力的脉象，重点补肾，佐以止血；若出现滑大有力之脉象，则重点清热，佐以安胎。三是提出治疗滑胎不能急于求成。注意孕前调理。注意血海的培养与填充。待肾气恢复，肝气疏解，情绪安定之后，方可备孕。如出现细弦或细弦滑无力的脉象，则需要孕前调理，重点以养血为主。此外强调个体化治疗，对于高龄及患有基础病（如卵巢储备功能低下及卵巢早衰、子宫肌瘤、子宫内膜异位症等），有时也考虑调理身体与备孕同步进行。

4. 选方用药特色

遣方用药的原则不外乎分因论治。肾主生殖，补肾为治疗胎漏、胎动不安的基础。在此基础上注意，气血不足者，补肾固冲，安胎止血；血热者，清热固冲，补肾安胎。

柴老的选方原则仍然以辨证为纲领，重视孕妇的脉象。提出如下治疗原则：固冲（补肾）安胎，清热止血。

任何妊娠期的用药均源于临床经验，是否会对胚胎有不良影响，不得而知。因此柴老在选药上提出：重视妊娠期用药的安全问题，不用妊娠禁忌药；关注现代药理研究，尽量回避有胚胎毒性的药物；中病即止。

柴老治疗胎漏、胎动不安的基本方剂：

（1）气虚证

［基本方］覆盆子 15g，山药 15g，椿皮 5g，莲须 15g，柴胡 5g，菟丝子 15g，黄芩炭 10g，大蓟炭 10g，小蓟炭 10g，苎麻根 6～10g。

［加减］气弱甚：加太子参；出血多：酌情加侧柏炭、藕节。

［方解］

君药：覆盆子及菟丝子健脾益肾，养血安胎。臣药：山药、椿皮、莲须、黄芩炭、大蓟炭、小蓟炭、苎麻根养阴清热，凉血安胎。佐药：柴胡清热、疏肝、解郁，又能升举清阳。

（2）血热证

［基本方］柴胡 6g，黄芩 10g，侧柏炭 20g，莲须 15g，地骨皮 10g，椿皮 5g，荷叶 10g，菟丝子 15g，苎麻根 6 ～ 10g。

［加减］便秘：加瓜蒌 15 ～ 20g；恶心：加竹茹 6 ～ 10g。

［方解］

君药：菟丝子和黄芩补肾清热安胎。臣药：侧柏炭、莲须、地骨皮、椿皮、荷叶清热凉血、止血安胎。佐药：柴胡清热、疏肝、解郁，又能升举清阳。

［柴老治疗滑胎的孕前调理基本方］当归 10g，玫瑰花 6g，绿萼梅 6g，阿胶珠 12g，续断 15g，杜仲 10g，益母草 10g，香附 10g，沙参 20g，百合 12g，枸杞子 12g，菟丝子 12g。

［加减］心烦不得眠：加莲子心、远志；呃逆：加砂仁，或半夏，或川楝子。

［方解］

从三个方面着手调理。药分三组。

第一组：菟丝子、续断、杜仲，健脾补肾。

第二组：阿胶珠、枸杞子，滋补肝肾。

第三组：绿萼梅、玫瑰花、香附，疏肝理气。

5. 临证思辨心得

生殖是促进人类发展的重要因素之一。历代妇科医家对"调经种子"均十分重视，提出"肾主生殖"、安胎重在"补肾"；总结出治疗胎漏及胎动不安的经验方——寿胎丸，至今仍然广泛地应用于临床。柴老对于本疾病治疗的发展如下。

柴老通过自己的临床实践提出"因热致病"的理论。成热的原因包括：精神压力、饮食不节、医源性（补药、手术），柴老提出过分食用温热性质的食物和药物也是引起胎漏或胎动不安的原因。

在治疗效果的观察上，柴老提出症状变化候胎气，脉象变化候胎气的方法。同时还要结合西医学的实验检查方法，了解胚胎的发育情况，及时发现胚胎停止发育的情况，适时终止妊娠。

临床实践紧随医学研究的前沿。目前由于辅助生殖技术的出现，已使一些绝对不孕症患者，圆了生育梦。尽管试管婴儿的成功率不断上升，有些学者的报告的成功率高达50%，但是成功分娩率仍然不足30%。中医药对提高试管婴儿的成功率，也有一定的辅助作用。柴老提出了试管婴儿移植失败后的治疗思路：①预防潜在的感染，酌情应用具有清热解毒作用的药物；②改善子宫内膜局部的状态，适当地应用化瘀药物；③保护卵巢功能；④重点忌酸。

对于妊娠合并亚临床甲减的胎漏及胎动不安的治疗，柴老提出热毒致病学说，提出补肾与清热并用。

对滑胎的治疗，柴老强调孕前的调理，以填充血海为主，提出血海损伤严重的脉象为细弦或细弦滑无力。待血海充盈，肾气恢复，肝气疏解，情绪稳定后，方考虑再次妊娠。

总之，对本病的治疗，在安胎的同时，还应重视可能引起胎漏的妇产科以外的因素，如甲状腺功能状态、可能引起胎漏的食物及药物、特殊的生活习惯等。

（三）验案剖析

重复性流产案

周某，女，42岁，职员。

初诊： 2010年10月15日。

病史：结婚14年，月经量少4年。患者婚后曾经妊娠4次，均为孕5个月胎死宫内行引产术。死亡胎儿遗传学检查均未发现异常。夫妇双方遗传、病毒学及免疫学检查均无异常发现。丈夫精液常规正常。子宫输卵管碘油造影提示宫腔形态正常，双侧输卵管通畅。为求子来诊。既往月经规律，2/28天，痛经（－），G4P0，末次流产时间：2007年5月。近3年未避孕未孕。末次月经2010年10月9日，月经量少，色暗，伴神疲乏力，腰酸背痛，面部褐斑，夜寐欠安，夜尿频，胃纳不馨，大便不爽。舌淡，舌体胖大，苔白；脉沉细滑。

辅助检查：（2010年10月10日）女性激素检查，FSH 6.04mIU/mL，LH 14.56mIU/mL，PRL 6.73ng/mL，E_2 68pg/mL，P 1.15ng/mL，T 50.77ng/dL。甲状腺激素检测：FT_4 1.35ng/dL，FT_3 2.87pg/mL，TSH 1.84mIU/L，TPO 34U/mL。

中医诊断：滑胎（脾肾亏虚）。

西医诊断：复发性流产。

治法：健脾益肾，调理冲任。

处方：当归10g，川断15g，川芎4g，绿萼梅6g，阿胶珠12g，杜仲10g，益母草10g，沙参15g，百合12g，首乌藤12g，菟丝子12g，枳壳6g。水煎服，200mL，日2次。连服14剂。嘱：测BBT。

二诊：2010年11月29日。末次月经2010年11月6日，BBT上升8天，腰酸，乳胀，多梦，大便秘结。舌淡胖，苔薄白；脉细弦滑。

处方：覆盆子15g，菟丝子15g，山药15g，黄芩炭10g，椿皮5g，首乌藤10g，柴胡4g，肉苁蓉5g。7剂。嘱经期停药。

三诊：2010年12月12日。BBT上升21天。尿频腰酸，腹隐痛，阴道少量出血。大便如常。舌淡，苔白；脉沉细滑。自查尿HCG（＋）。查血清E_2 354.79pg/mL，P 32.06ng/mL，HCG 3786.54mIU/mL。甲状腺激素：FT_4 1.52ng/dL，FT_3 2.99pg/mL，TSH 2.75mIU/L，TPO 11.4U/mL。

中医诊断：胎动不安（脾肾两虚）。

西医诊断：先兆流产；亚临床甲状腺功能减退。

治法：健脾益肾，固冲安胎。

处方：覆盆子15g，菟丝子15g，山药15g，黄芩炭10g，椿皮5g，莲须10g，金银花10g，太子参12g，川断15g，侧柏炭12g。7剂，水煎服，日2次。嘱：测BBT。腹痛、阴道出血增多随诊。

四诊：2010年12月19日。停经44天。BBT上升28天。阴道出血停止2天，仍感腰酸腹痛，眠欠安，二便如常。舌淡，舌体胖大；脉细弦滑。查血清E_2 607.43pg/mL，P 38.51ng/mL，HCG 13786.54mIU/mL。

处方：覆盆子15g，菟丝子15g，山药15g，黄芩炭10g，椿皮5g，莲须10g，金银花10g，太子参12g，川断15g，莲子心3g，首乌藤10g。

五诊：2010年12月25日。停经51天。无腹痛及阴道出血。腰酸已解，纳可眠安。舌淡，苔白；脉细滑。查血清E_2＞1000pg/mL，P 50.01ng/mL，HCG 42586.03mIU/mL。甲状腺激素：FT_4 1.28ng/dL，FT_3 3.01pg/mL，TSH 1.75mIU/L，TPO 46.0U/mL。B超：子宫7.8cm×6.1cm×5.2cm，宫内可见妊娠囊1.8cm×1.0cm，可见胎芽及胎心，胎芽长0.8cm。

处方：继服2010年12月19日四诊方7剂。嘱：围产保健。

随访：2011年11月30日电话告知，于2011年9月15日剖宫产分娩1女婴，出生体重3.3kg，母子平安。

按：柴老对于滑胎的治疗，强调分两步走。第一步，妊娠前的治疗目标是：血海得充，肾气得复，肝气得疏，情绪安定；第二步，妊娠后的保胎治疗：根据中医学辨证论治的原则进行安胎治疗。本例患者，有多次不良孕史，尽管孕前检查甲状腺激素正常，但考虑其为高危人群，因此孕后进行甲状腺激素的筛查，及时发现问题，尽早干预。对于妊娠期亚临床甲减的治疗方案尚未达成共识，方中太子参、菟丝子、川断补益脾肾之气；覆盆子、山药、黄芩炭养阴血、固冲任。使先天之气生，后天之气化，冲任之气固而胎儿安好。

习惯性早产案

曹某，女，35 岁，病案号：350499，住址：葱店前街 9 号。

初诊：1964 年 8 月 25 日。

病史：结婚 7 年，早产 3 次（孕 22 周、孕 28 周、孕 20 周）。已除外宫颈机能不全引起的流产及胚胎异常因素。现已孕 18 周，出现下腹抽痛伴下坠感，腹胀，尿频，少量粉色分泌物。食欲、睡眠及大便如常，但情绪急躁。舌红少苔，下唇红；脉沉滑数稍弦。

中医诊断：胎动不安（肝郁化热，胎元不固）。

西医诊断：晚期先兆流产。

治法：疏肝凉血，固肾安胎。

处方：柴胡 3g，生白芍 15g，炒白术 9g，黄芩 9g，桑寄生 30g，生牡蛎 30g，山栀 9g，薄荷 3g，山药 30g。3 剂。

二诊：1964 年 8 月 28 日。药后阴道血性分泌物消失，腹部抽痛减轻，余症同前。

处方：生山药 30g，生白芍 12g，黄芩 9g，焦白术 9g，椿皮 9g，山栀 6g，知母 9g，桑寄生 24g，生甘草 3g，生牡蛎 30g。4 剂。

三诊：1964 年 9 月 2 日。药后腹部抽痛已解，腹坠减轻，仍有腹胀。

处方：生山药 30g，生白芍 12g，黄芩 9g，焦白术 9g，椿皮 9g，山栀 6g，知母 9g，桑寄生 24g，生甘草 3g，生牡蛎 30g，枸杞子 9g。4 剂。

四诊：1964 年 9 月 6 日。药后腹胀消失，仍感腹坠。前方加升麻炭 9g，柴胡 3g。3 剂。

五诊：1964 年 9 月 9 日。药后诸症基本消失。只是在走路过多时出现腹部不适感。连用上述方剂 6 剂。诸症未作。

随访：1965 年 2 月 25 日患者家属前来告知，已顺产 1 男婴。母子平安。

按：从生育效能来说，人类是低生育效能的物种。据研究资料记载，自受精卵形成后，仅有30%～50%最后达到活产，大部分流产发生在孕6～10周，孕12～24周，占1%～2%。本例患者共3次早产历史，且未查出明显的病因，情绪紧张焦虑，加之屡孕屡堕，冲任虚损。再次怀孕，阴血下注血海养胎，阴血相对不足，紧张焦虑，导致肝血愈虚，血虚肝旺，郁久化热，扰动血海，导致胎动不安。柴老根据《灵验良方汇编·胎产要诀》上卷所载之"柴胡山栀散"化裁而成。方中用柴胡、生白芍疏肝理气，养血柔肝，缓急止痛；白术配山药健脾益气，与黄芩相配养血安胎；山栀清泻肝火；薄荷与柴胡相配疏肝解郁；生牡蛎益阴潜阳、安神镇静。药后诸症缓解。正如《校注妇人良方》中云："妊娠经水时下，此由冲任气虚，不能约制。盖心、小肠二经，相为表里，上为乳汁，下为月水，故妊娠经水壅之以养胎，蓄之以为乳。若经水时下，名曰胞漏，血尽则毙矣。若因肝火，用柴胡山栀散。"本案患者为孕中期患者，因此在补肾药的应用上，柴老尽量避免应用有类激素样作用的药物，以免影响胎儿的发育。

附　柴胡山栀散《灵验良方汇编·胎产要诀》

组成：柴胡、山栀、丹皮、川芎、当归、芍药、甘草、牛蒡子、白术。

主治：妇人肝火漏血。

先兆流产案

卢某，女，27岁。

初诊： 1968年6月4日。

病史：停经2月余，阴道少量出血1天，伴腰痛，大便稀。既往曾因"胚胎发育不良"自然流产2次。查尿妊娠试验弱阳性。舌稍淡；脉滑数。

中医诊断：胎动不安（脾肾不足，胎元不固）。

治法：健脾益肾，固冲安胎。

处方：菟丝子 12g，枸杞子 12g，山药 15g，石莲子 9g，黄芩 9g，桑寄生 30g。3 剂。

二诊：1968 年 6 月 7 日。药后阴道出血止，腰痛减轻。脉滑数。

处方：枸杞子 9g，白芍药 12g，川连 3g，山药 15g，白术 12g，菟丝子 9g，川断 18g，黄芩 9g。3 剂。

三诊：1968 年 6 月 12 日。一般情况良好，诸症消失。尿妊娠试验阳性。脉细滑稍数。

处方：枸杞子 9g，白芍药 12g，川连 3g，山药 15g，白术 12g，菟丝子 9g，川断 18g，黄芩 9g，石莲子 9g。30 剂。

四诊：1968 年 7 月 12 日。现妊娠 4 月余，一般情况良好。

处方：枸杞子 9g，白芍药 12g，川连 3g，山药 15g，白术 12g，菟丝子 9g，川断 18g，黄芩 9g，石莲子 9g，柴胡 1.5g。隔日 1 剂，共 10 剂。

五诊：1968 年 9 月 12 日。现妊娠 5 个半月，胎动良好，已听到胎心。停药观察。

按：本例辨证为脾肾不足，胎元不固，柴老据张锡纯《医学衷中参西录》的名方"寿胎丸"及刘奉五"清热安胎饮"，在此基础上进行化裁，遣方用药。方中菟丝子为君，补肾益精，肾旺自能荫胎。正如《神农本草经》云："主续绝伤，补不足，益气力……"《本草经疏》还说："为补脾肾肝三经之要药，主续绝伤，补不足，益气力，肥健者，三经而俱实则绝伤续而不足补矣。"白术、山药、石莲子、桑寄生、川断、枸杞子为臣。其中桑寄生、川断补肝肾、固冲任，使胎气强壮。白术、山药、石莲子健脾益气，养血安胎。其中，白术补脾助化源，以利精微物质的运输；山药既补气又养阴，还能补益肺肾；石莲子最益脾胃，兼能养心益肾，素有"脾果"之称，具有健脾益肾、养心宁神作用；枸杞子滋补肝肾。黄芩为佐，清热安胎。药后诸症明显缓解，效不更方，在一诊方剂的基础上随症加减。方中少用川连以厚肠胃，减少滋阴药可能引起的胃肠道不适。

附　寿胎丸《医学衷中参西录·医方》

组成：菟丝子、桑寄生、续断、阿胶。

主治：滑胎。

张锡纯的方义解释：胎在母腹，若果善吸其母之气化，自无下坠之虞，且男女生育者，皆赖肾脏作强。菟丝大能补肾，肾旺自能荫胎也，寄生能养血，强筋骨，能大使胎气强壮，故《神农本草经》载其能安胎。续断亦补肾之药，而其节之断处，皆有筋骨相连，大有连属维系之意。阿胶系驴皮所熬，最善伏藏血脉，滋阴补肾，故《神农本草经》亦载其能安胎也……寿胎丸重用菟丝子为主药，而以续断、寄生、阿胶诸药辅之。

先兆流产合并子宫肌瘤案（一）

贾某，女，30岁。

初诊：1964年1月7日。

病史：子宫肌瘤病史2年，现第三胎妊娠，怀孕80天。1963年12月底，因劳动后出现腰酸腹痛及阴道出血，经妇产医院治疗后阴道出血止。昨日又因挤公交车再次出现阴道出血，色红，下腹坠痛，腰酸，二便可。舌淡红，苔薄白；脉弦滑，左脉大。

中医诊断：胎动不安，癥瘕（冲任受损，胎元不固）。

西医诊断：妊娠合并子宫肌瘤。

治法：安胎固冲。

处方：阿胶珠12g，生牡蛎30克^{先煎}，生山药30g，生白芍18g，侧柏炭9g，菟丝子9g，黄芩炭9g，炒知母6g，炒黄柏6g。3剂。

二诊：1964年1月10日。诸症缓解，效不更方，依前方加减。

处方：阿胶珠12g，生牡蛎30克^{先煎}，生山药30g，生白芍18g，侧柏炭9g，菟丝子9g，黄芩炭9g，炒知母6g，炒黄柏6g，枸杞子9g，生地黄12g，桑寄生12g，焦白术6g。

随访：继续观察到同年 6 月 7 日，正常分娩 1 女婴，体健。产后 10 个月后，妇科检查：外阴已产型，阴道通畅，宫颈光滑，子宫宫体增大不规则，质硬，如妊娠 10 周大小，活动好，双附件（－）。

按：本例的主要致病因素为既往有基础病——子宫肌瘤，孕后不注意摄生，过劳引起的胎动不安，即劳力伤胎。如《女科经纶·胎前证上》记载"何松庵曰：盖胞系于肾，劳力任重，致伤胞系，则腰必痛，甚则胞系欲脱，多致小产。宜安胎为主，胎安而痛自愈"。治疗重点为安胎。本例柴老方中用生牡蛎意在收敛固脱，软坚散结，化瘀止痛，兼以镇惊安神。如《本经》云："主惊恚怒气，除拘缓……"《本草备要》则说："咸以软坚、化痰，消瘰疬结核，老血瘕疝。"从病因考虑，肌瘤病史加外伤因素，可能有瘀血产生；从心理考虑，反复流产，外伤后出血，情绪焦虑；从功能主治考虑，一药多用。

先兆流产合并子宫肌瘤案（二）

段某，女性，38 岁。

初诊：2016 年 11 月 2 日。

病史：患者婚后因子宫肌瘤于 2014 年 5 月行子宫肌瘤剥除术，于 2015 年 10 月因"胚胎停止发育"行清宫术。术后复查发现子宫肌瘤复发，曾经口服中药治疗，效果不佳。于 2016 年 9 月准备通过辅助生殖技术怀孕。术前检查超声发现子宫肌瘤直径约 5cm，可能对试管婴儿的成功有不利的影响，建议先行手术剥除肌瘤。遂到妇科求助手术治疗，但医生认为患者年龄较大，术后恢复需要时间，因此建议先行生育再行子宫肌瘤剥除术。无奈之下，再次转求中医治疗。超声提示子宫肌壁间肌瘤 6.2cm×5.9cm×5.0cm。末次月经 2016 年 10 月 17 日。既往月经（5～7）天 /（26～40）天，量中，痛经（－），工具避孕。带下量中，纳可，眠佳，二便调。舌暗，舌体胖大，苔薄白；脉细弦滑。

中医诊断：胎动不安，癥瘕（肾虚血瘀，冲任受损）。

西医诊断：妊娠合并子宫肌瘤。

治则：补肾益气，化瘀散结。

处方：茜草炭 12g，生牡蛎 15g，夏枯草 12g，太子参 10g，鱼腥草 12g，桂枝 3g，百合 12g，川贝粉 2 克^冲，柴胡 4g，芦根 10g，浮小麦 12g，丝瓜络 10g，益母草 10g，旱莲草 12g，三七粉 3 克^冲。14 剂。

嘱：测 BBT。严格避孕。每次月经后服用 14 天。

二诊：2017 年 3 月 8 日。宗上法调理 3 个月，复查超声提示子宫肌瘤 5.6cm×5.0cm×4.9cm。末次月经 2017 年 2 月 21 日，BBT 单相平稳，带下增多，质清稀，无腰酸腹痛，二便如常。舌淡，舌体胖大；脉细滑。

处方：车前子 10 克^包，杜仲 10g，川芎 6g，桑寄生 15g，茯苓 12g，鸡内金 5g，淫羊藿 10g，旱莲草 12g，瞿麦 6g，北沙参 12g，石斛 10g，丝瓜络 10g，太子参 10g，香附 5g，当归 10g。7 剂。

三诊：2017 年 3 月 15 日。末次月经 2017 年 2 月 21 日，BBT 上升 5 天平稳，大便干。仍工具避孕，舌体胖大，苔白干；脉沉滑。

处方：覆盆子 15g，菟丝子 15g，百合 12g，椿皮 5g，苎麻根 6g，紫草 4g，太子参 10g，金银花 10g，野菊花 10g，桑寄生 15g，旱莲草 10g，芦根 10g，川贝粉 2 克^冲，茜草炭 10g。7 剂。建议患者备孕。

宗上治疗法则，周期疗法调理 3 个月。

复诊一：2017 年 8 月 2 日。末次月经 2017 年 6 月 28 日，BBT 上升 14 天，自查尿 HCG（＋）。腰酸腹隐痛，纳可，二便调。舌淡，苔薄白；脉细弦滑。辨证：肾虚血瘀，胎元不固。治则：补肾安胎，缓急止痛。

处方：覆盆子 15g，菟丝子 15g，椿皮 5g，荷叶 12g，苎麻根 6g，熟地黄 15g，鸡内金 5g，太子参 10g，柴胡 4g，旱莲草 12g，枸杞子 10g，金银花 12g，桑寄生 12g，百合 10g，山药 12g。7 剂。嘱：测 BBT。查血 HCG、孕酮、雌二醇。

复诊二：2017 年 8 月 10 日。药后腰酸腹痛消失。咳痰有血丝，纳呆，眠多梦，大便秘结，2 ～ 3 日一行。舌淡，苔白；脉细滑。于 2017 年 8 月 4 日查：血 HCG3407.20mIU/mL，孕酮 18.95ng/mL，雌二醇 386.84pg/mL。于 2017 年 8 月 6 日复查：HCG 14216.5mIU/mL，孕酮 17.98ng/mL，雌二醇 497.28pg/mL。

处方：覆盆子 15g，菟丝子 15g，椿皮 5g，荷叶 12g，苎麻根 6g，川贝粉 2 克^冲，太子参 10g，旱莲草 12g，熟地黄 15g，鸡内金 5g，女贞子 15g，首乌藤 10g，浮小麦 12g，地骨皮 10g。7 剂。

复诊三：2017 年 8 月 30 日。2017 年 8 月 29 日查：HCG 136729.6mIU/mL，孕酮 20.7ng/mL，雌二醇 1157.82pg/mL。B 超：宫内可见妊娠囊及胎芽、胎心搏动，胎芽长 1.1cm。可见肌壁间子宫肌瘤直径 5.4cm，左卵巢可见直径 4.8cm 囊性无回声区。因胚胎发育正常，子宫肌瘤略有缩小，故停药。建议：产科围产保健。

复诊四：2017 年 9 月 27 日。中期妊娠，腰酸痛，纳可，二便调。舌体胖大，苔白；脉细滑。2017 年 9 月 25 日超声诊断报告（协和医院），检查所见：子宫增大，子宫左前壁可见中高回声，6.0cm×4.6cm×6.3cm，边界尚清，内部回声不均，可见较多不规则无回声区，CDFI：边缘可见条状血流信号。宫腔内可见一成形胎儿，可见胎心搏动。CRL：5.7cm，NT：0.07cm。胎盘前壁，羊水 2.7cm。左卵巢 4.8cm×3.3cm，内见无回声，3.3cm×2.2cm，壁光，透声好，CDFI：未见血流信号。右卵巢 4.8cm×2.5cm。诊断意见：宫内早中孕；子宫肌层混合回声，不除外肌瘤伴部分囊性变；左卵巢囊肿较前缩小。

处方：覆盆子 15g，菟丝子 15g，椿皮 5g，荷叶 12g，苎麻根 6g，川贝粉 2 克^冲，茯苓 15g，旱莲草 12g，山药 12g，太子参 10g，金银花 10g，桑寄生 15g，百合 12g，首乌藤 10g，浮小麦 12g，枸杞子 10g。7 剂。

随访一：2017 年 10 月 27 日电话随访，复查 B 超胎儿发育正常，子宫肌壁间肌瘤及卵巢囊肿均已消失。

随访二：2018 年 3 月 28 日剖宫产分娩 1 女婴，体重 3.6kg。母子平安。

按：本案具有特殊性——高龄合并巨大子宫肌瘤，西医治疗遇到瓶颈，在与患者充分沟通的基础上采用周期疗法，治疗思路分两步：第一步，治疗子宫肌瘤与调经种子同步进行；第二步，孕后保胎与控制子宫肌瘤生长并举。

首先，排卵前在补肾调经的同时，采用清热解毒，软坚散结的原则控制子宫肌瘤，为妊娠创造条件。柴老的观点是：①凡是过度生长的疾病均与中医之热证相关，因此在方药中应用金银花、鱼腥草、野菊花等清热解毒的药物。②活血化瘀可以促进局部循环，增加局部组织的代谢，因此对于子宫肌瘤的治疗，不建议活血化瘀，而是采用软坚散结的方法。常用药包括茜草炭、生牡蛎、夏枯草等。③少量应用川贝母，调理气化。

其次，黄体期在补肾固冲的基础上，适当应用清热解毒药，抑制肌瘤生长。

再次，妊娠期在补脾肾、养阴血、固胎元的基础上，应用少量清热解毒药及调气化之川贝母。同时结合西医的检查手段监测疗效，随时调整治疗方案，做到"衰其大半而止"。

最后，坚持随访，随时发现问题，解决问题。

（四）温故知新

《景岳全书·妇人规》：凡妊娠胎气不安者，证本非一，治亦不同。盖胎气不安，必有所因，或虚，或实，或寒，或热，皆能为胎气之病。去其所病，便是安胎之法。

夫胎以阳生阴长，气行血随，营卫调和则及期而产，若或滋养之机少有间断，则源流不断而胎不固矣。譬之种植者，津液一有不到，则枝枯而果落，藤萎而花坠。

《陈素庵妇科补解·胎前杂病门》：若养血安胎则积聚得补而邪愈炽，欲祛除旧邪则血气已亏而胎不安。治法当辨其脉虚实、迟数、滑涩而酌用之。迟而虚且涩者，本病不足也，安胎为主，佐以行气之药；数而实且滑者，标病也，消积为急，配以养血之药，胎本癥标，补中有清则思过半矣。

《邯郸遗稿·妊娠》：胎茎之系于脾，犹钟之系于梁也，若栋柱不固，栋梁必挠，所以安胎先固两肾，使肾中和暖始脾有生气。若肾中无水胎不安，用六味地黄丸壮水；肾中无火，用八味地黄益火。

三、子满

（一）病证概述

西医病名：羊水过多症

妊娠五六月，腹大异常，胎间有水气，胸膈胀满，甚或喘不得卧者，称"子满"。也称"胎水肿满"。《胎产心法》称"胎水"。在古代中医文献中常常将"子满""子气""子肿"一并论述。如《诸病源候论》就有"胎间水气子满肿候"。至宋代《陈素庵妇科补解》中将"妊娠胎水肿满"与"妊娠胎气"分别论述。子满一证可伴有胎儿畸形，因此在治疗之初应加以鉴别。正如《胎产心法·子肿子气子满论》云："生子手足软短有疾，甚至胎死腹中。"《叶氏女科证治·卷二》也曰："妊娠五六月间，腹大异常，胸膈胀满，小水不通，遍身浮肿，名曰子满。此胞中蓄水也，若不早治，生子手足必然软短，形体残疾，或水下而死。"

子满病名首见于隋代巢元方《诸病源候论》。在卷四十一中提出"胎间水气子满体肿者，此由脾胃虚弱，脏腑之间，有停水，而挟以妊娠故也"的病因病机理论。至宋代《陈素庵妇科补解》，详尽地讨论了子满的病因、疾病演变过程及治疗方药。

子满相当于西医学之"羊水过多症"，1/3 的羊水过多症的病因不明，称"特发性羊水过多"；2/3 的"羊水过多症"可能与胎儿畸形、妊娠合并症（如糖尿病、高血压、急性病毒性肝炎及重度贫血等）、妊娠并发症（如多胎妊娠、胎盘及附属器官病变、母儿血型不合等）有关。常见的胎儿畸形以中枢神经系统和消化系统畸形最常见，约占 1/4。羊水过多症又分为急性羊水过多症和慢性羊水过多症。前者较少见，多发生在妊娠 20～24 周，羊水急剧增多，子宫短时间内明显增大，产生一系列压迫症状。如腹胀、行动不便；呼吸困难、发绀，甚至不能平卧。后者较多见，孕妇一般无明显不适或仅有轻微的压迫症状，常常通过超声检查发现。因此在治疗中，需密切观察，及时发现胎儿畸形，适时终止妊娠。

1. 中医学对子满病因病机的认识

（1）子满的病因病机源流

在古代文献中，多将子满、子气与子肿一并论述，直到宋代《陈素庵妇科补解》中将"妊娠胎水肿满"与"妊娠胎气"分别论述。

对本证的论述最早见于《诸病源候论·妊娠胎间水气子满体肿候》，指出："胎间水气子满体肿者，此由脾胃虚弱，脏腑之间有停水，而挟以妊娠故也……妊娠之人，经血壅闭，以养於胎，若挟有水气，则水气相搏……水渍於胞，则令胎坏。"《陈素庵妇科补解》则更明确指出："妊娠肿满，由妇人脏气本弱，怀妊则气血两虚，脾土失养不能制水……皆由引饮过度，湿渗脾胃，水气泛溢，上至头面，中至胸腹，以及手足膝胫，无不浮肿。水内渍胞，儿未成形而胎多损。"《女科经纶·胎前证上》也说："齐仲甫曰：妊娠以经血养胎，或挟水气，水血相搏，以致体肿，皆由脾胃虚，而脏腑之间宿有停水所挟，谓之子满，若水停不去，浸渍其胎，则令胎坏，如脉浮腹满兼喘者，胎未坏也。"在对病因病机的总结中指出"子满有水血相抟，有停水受湿，有经血壅闭，有清浊不分。总因脾土虚，不能制水所致"。一致认为，子满的主要病因病机为素体虚弱，饮食失节，导致脾气虚弱，不能运化水湿，水湿内停，浸渍胞胎。

（2）现代医家对子满的研究

近代医家在前人发现的基础上，对子满进行进一步研究。其研究的重点在于"子满"的治疗。

如罗元恺认为子满多因脾虚失运，导致水湿内停，用全生白术散加以治疗，同时适当加入渗湿利尿、宣肺降逆之药，使水道得以通调。哈荔田则认为，对于胎水肿满的治疗，应根据"胎水"的成因及《内经》病机十九条中的"诸湿肿满皆属于脾"的病机，治疗方法多采用健脾利湿顺气的原则，常选用五皮饮、四苓散合方化裁。刘奉五则从"风能胜湿"的角度治疗，采用具有"健脾补肾，除湿行水"的健脾除湿汤治疗本病，创造性地选用"防风、羌活"二药，宣散疏风，使湿随风而散。此外，赵松泉、吴宝华等报道了中药治疗羊水过多症，从自觉症状的改善、超声检测羊水量的变化、分娩时的羊水量及合并症等四个方面，验证中药的治疗效果，为中医中药治疗子满提供参考依据，丰富中医中药治疗子满的内容。

2.西医学对子满发病机理的认识

在正常情况下，随着妊娠周数的进展，羊水量逐渐增加，至孕36周增减到1000mL左右，此后逐渐减少。若在妊娠期间，羊水量超过2000mL，则为羊水过多。其发病率约为1%。羊水量缓慢增加，称"慢性羊水过多症"，常发生在妊娠晚期；羊水量在数天内急剧增加，称"急性羊水过多症"，常出现较早，有明显的压迫症状。

羊水过多症的病因及发病机制十分复杂，大多从羊水的产生、吸收的不同层面来进行研究。当羊水的产生与吸收的稳态平衡被打破时，即可导致羊水量异常。常见发病机制如下：

（1）胎儿因素

胎儿畸形是引起羊水过多的常见原因。一般而言，羊水指数（AFI）超过30应考虑存在胎儿畸形的可能性。Biggio等对40065例孕妇进行回顾性研究的结果显示，370例羊水过多患者与36426例羊水正常孕妇相比，羊水过多患者的胎儿畸形率明显增加（8.4%vs0.3%）。Pauer等报道，108例羊水过多患者中，有52例患者的胎儿合并严重畸形，畸形率高达48%。胎儿畸形中最常见的畸形是神经管缺陷（多为无脑儿和脊柱裂）；其次为消化道畸形（食管、十二指肠狭窄或闭锁等）；胎儿腹壁缺陷（脐膨出、腹裂等）也是常见的畸形。胎儿疾病（肿瘤、染色体异常等）也可引起羊水过多。

此外，在双胎妊娠中，特别是单绒毛性双胎，会发生双胎输血综合征；同种免疫或母儿血型不合，也可以造成羊水过多。其他一些相对较少的病因包括胎儿宫内感染及婴儿松弛综合征等。

（2）母体及胎盘因素

糖尿病是引起羊水过多的最常见母体并发症，其确切原因迄今不明确。一种可以接受的解释为孕妇高血糖导致胎儿高血糖，造成胎儿发生渗透性利尿。文献报道，在糖尿病孕妇中，AFI与其羊水中葡萄糖浓度相关联，提示羊水量的增加可能与羊水中葡萄糖浓度增加，提高羊水渗透压有关。若孕期孕妇罹患高血压、重度病毒性肝炎或孕妇孕期重度贫血及孕妇高龄、多产、吸烟及滥用毒品等，也能增加发生羊水过多症的风险。此外，较大的胎盘绒毛血管瘤，亦常伴有羊水过多。发生原因不明，可能与瘤体部位血管血流动力学改变导致液体渗出有关。

（3）对特发性羊水过多的病因及发病机制的研究

除上述因素外，尚有40%～60%的羊水过多症病因不明，称之为"特发性羊水过多"。现有的研究资料提示，羊水的膜内转运是调节羊水量的主要途径。因此近年来对本病的发病机理研究，主要集中在膜内转运对羊水量的调节上，并逐渐转入分子水平。

对水通道蛋白（aquaporins，AQPS）的研究较多。AQPS 是一种膜整合蛋白，可通过中间的小孔介导大量水分子顺渗透压梯度跨膜转运，增加细胞膜对水的通透性。AQPS 包括多种亚型，其中 AQP1、AQP3、AQP8、AQP9 在人胎盘、胎膜中有表达，定位于胎盘和绒毛的滋养细胞及羊膜上皮细胞，提示其可能参与母儿液体交换和羊水的膜内转运。如 Mann 等在动物实验研究中发现，AQP1 基因敲除小鼠与野生型及杂合子型小鼠相比较，AQP1 基因敲除孕小鼠的羊水量明显增多，性质更稀薄，推测胎膜上的 AQP1 可能参与羊水量的调节，进而推测人胎膜上 AQP1 缺陷可能导致羊水过多。但是之后的人体研究却发现，羊水过多患者的胎膜上的 AQP1 mRNA 表达水平明显高于对照组，故而猜想，AQP1 表达增加，可能在一定程度上增加了 AQPS 介导的羊水膜内吸收，发挥代偿作用，而不是最终病因。Shioji 等的研究结果发现，小鼠胎膜 AQP8 的蛋白表达在过期妊娠羊水量减少时降低，也提示 AQP8 参与羊水量的调节。进一步的研究主要围绕影响 AQPS 表达的因素及其信号传导通路，为羊水过多的发病机制研究提供新的理论依据。

其次，在对血管内皮生长因子（vascular endothelial growth factor，VEGF）的研究中发现，内膜吸收增加与 VEGF 基因表达上调有关。还有一些研究表明，VEGF 可能通过增加囊泡状形式和囊泡运输，促使大量液体跨膜转运。据此推断，引起 VEGF 基因表达不足的因素可能引起羊水过多。

此外，一些内分泌激素，如人脑钠素（brain natriuretic peptide，BNP）和内皮素 -1（endothelin-1，ET-1）等也可能参与羊水量的调节。Rekha 等人的研究结果显示，羊水中 BNP 和 ET-1 浓度在伴有羊水过多的双胎中最高，在伴有羊水过少的双胎中最低，提示 BNP 和 ET-1 可能参与羊水量的调节，二者浓度的增加可能与羊水过多的发生有关。

（二）诊治经验

1.病因病机观

柴老在对子满的研究中，秉承"尊古不泥古"的思想，认为子满的发生有两方面的原因，一是孕妇本身身体的功能状态；二是胎儿的生长状态。随着超声医学的发展，发现在发生羊水过多的患者中约1/4的胎儿存在畸形。由于胎儿畸形造成的羊水过多，中医药可以减少羊水量，但是不能改变胎儿畸形的状态。因此一旦发现，多建议孕妇终止妊娠。中医学主要针对特发性羊水过多症进行治疗。

柴认为子满的主要病因或为感受外邪，或为情志不遂，或为饮食失节。主要病机为孕妇机体的"气化功能失常"，责之于肺、脾、肾三脏的功能状态异常。中医学之人体的气化功能，相当于现代医学之内分泌代谢功能状态。在正常情况下，正如《素问·经脉别论》所云："饮食入胃，游溢精气，上输于脾，脾气散精，上归于肺，通调水道，下输膀胱，水精四布，五经并行。合于四时，五脏阴阳，揆度以为常也。"若出现异常状态，就会引起疾病的发生。

柴老认为，子满的发病关键是脾胃虚弱，脾运不足，一方面，可以导致胎元失养；另一方面，导致土不制水，湿浊内聚，浸渍胞胎，以致胎水肿满。

2.诊治原则

（1）诊断与鉴别诊断

中医妇科学是中西医结合最紧密的学科之一。对于本病的诊断及鉴别诊断基本沿用西医学的诊断标准。

［诊断］

病史：早孕史、病毒感染史、孕妇糖尿病史，或畸胎史及多胎妊娠史。

临床表现及体征：

临床表现包括：①慢性羊水过多：多见。多发生在孕 28 ～ 32 周。数周内羊水缓慢增多，症状较缓和。无明显不适或轻微的压迫症状：胸闷、气急，一般能耐受。②急性羊水过多：少见。多发生在孕 20 ～ 24 周，羊水急剧增多，子宫短期内明显增大，产生压迫症状：腹胀、行动不便；表情痛苦；下肢及外阴水肿；呼吸困难，发绀；甚至不能平卧。

体征包括：①腹部检查：皮肤发亮，紧绷。触诊子宫张力大，胎位不清，胎心遥远。②超声检查：羊水量最大暗区垂直深度＞7cm 或羊水指数（AFI）＞18cm 即可诊断。胎儿肢体呈自由体态，漂浮于羊水中，有时伴有胎儿畸形、双胎等。③神经管缺欠胎儿的检测：羊水及母血甲胎蛋白（AFP）含量测定：当妊娠合并神经管缺欠胎儿时，羊水 AFP 值超过同期正常妊娠平均值 3 个标准差以上。而母血清 AFP 值超过同期正常妊娠平均值 2 个标准差以上。母尿雌激素 / 肌酐（E/C）比值测定：当妊娠合并神经管缺欠胎儿时，E/C 比值比同期正常妊娠平均值低 1 个标准差以上。此外，羊水快速贴壁细胞、羊水乙酰胆碱酯酶凝胶圆盘电泳、羊水刀豆素 A 及抗 AFP 单克隆抗体三位夹心固相免疫放射法，均可检测神经管缺陷，数种方法同时应用，可以弥补 B 超与 AFP 法的不足。

附

正常羊水量：孕 10 周 30mL；孕 20 周 400mL；孕 38 周 1000mL；足月时 800mL。

羊水指数（AFI）的正常值：8 ～ 18cm。

［鉴别诊断］

羊水过多症应与葡萄胎、双胎妊娠、巨大胎儿相鉴别。还应除外糖尿病、母婴血型不合所致的胎儿水肿及染色体异常等。

（2）治疗原则

中医治疗原则，以健脾渗湿，养血安胎为主。治疗同时注意除外畸胎的情况。

西医治疗原则，主要是减轻羊水过多给孕妇带来的不适及促进胎肺成熟，减少不良妊娠结局的发生率。

3. 柴老的诊疗思路

根据文献记载，子满的原因不外乎素体脾虚、饮食不节及情志，导致脾失健运，水渍胞中，发为子满。对于胎元缺欠之子满不在讨论范畴。常见证型为：脾气虚弱，水渍胞胎。

子满为本虚标实之证，治宜标本兼顾，本着治病与安胎并举的原则，健脾消水而不伤胎。对于胎元异常者，宜下胎益母。

子满的辨证要点主要抓住妊娠中晚期，出现腹大异常，明显大于正常妊娠月份，伴有胸膈满闷，呼吸急促等症状。结合 B 超检查结果及舌象、脉象进行辨证及判断治疗之转归。一般而言，对于胎儿无明显异常者，可以门诊严密观察治疗；若压迫症状明显，出现心悸气短，不能平卧，则需住院治疗。

对于子满的西医学治疗，视胎儿是否畸形、孕周及孕妇自觉症状的严重情况而定。通常包括：合并胎儿畸形者，行引产术；对胎儿正常者，应结合羊水过多的程度与胎龄的大小决定处理方法。对于症状严重孕妇无法忍受，胎龄不足 36 周者，多采取 B 超监测下的经腹行羊膜腔穿刺术放羊水或前列腺素抑制剂吲哚美辛治疗。中医治疗在辨证论治的基础上采用中药内服治疗。

柴老在前人经验的基础上，提出了自己的学术观点。认为子满相当于西医学的"羊水过多症"。柴老指出，羊水过多通常是胎儿可能伴有畸形的表现之一，中医中药治疗只能调节羊水量，改善羊水过多给孕妇带来的不适感，但是不能够改变畸胎的状态，治疗中一定要结合 B 超监测，除外畸胎的可能。柴老还认为"慢性羊水过多"多系脾肾阳虚，气化失司。脾之阳气不足，失于健运，湿浊内聚；肾之阳气不足，胎元失养，湿浊浸渍胞胎，而发子满。此类患者有特定的舌脉特点——舌体肥厚有齿痕，舌质暗而有水浸感，舌苔少或无苔，脉象多为细滑无力。治疗上以调理"气化"功能为主，多选用走"肺脾肾"三经的药物，提出"茯苓皮"为治胎水的关键性药物。"急性羊水过多"在孕妇中的发病率大约为 1/10 万。常常在短时间内出现喘息不得卧，腹部膨隆，明显大于孕月，大渴引饮，少尿或无尿，大便不通，舌红少苔，脉象细滑急数，其主要病机为"阴虚内热上扰"，常见病机为下焦损伤，邪热内扰，进一步耗伤阴血，不能交通心肾，心火上亢，不养脾阴，脾阴不足，中焦格拒，发为本病。治疗原则为清心火，补肾阴，兼以利水。在治疗过程中，还要注重引起羊水过多的病因，随证加减。

4.选方用药特色

遣方用药的原则不外乎分因论治，兼顾去胎水与安胎并举的原则，同时坚持中病即止。

柴老的选方原则仍然以辨证为纲领，提出如下治疗原则。①慢性羊水过多的治疗原则：健脾益气，补肺启肾，调理气机。②急性羊水过多的治疗原则：清心火，补肾阴，去胎水。

任何妊娠期的用药均源于临床经验，是否会对胚胎有不良影响，不得而知。因此柴老在选药上提出：重视妊娠期用药的安全问题，不用妊娠禁忌药；关注现代药理研究，尽量回避有胚胎毒性的药物；中病即止。强调有是证用是方。

柴老治疗子满的基本方剂

（1）慢性羊水过多

［基本方］沙参 30g，茯苓皮 20g，泽泻 10g，菟丝子 15g，荷叶 12g，川贝母 5g，猪苓 6g，冬瓜皮 15g，桑白皮 10g，百合 12g，远志 3g，续断 15g，白术 10g，山药 15g，生姜皮 6g，杜仲 6～10g。

［加减］妊娠晚期的周身水肿：去茯苓皮；血压不稳：加菊花、枸杞子、钩藤；血气不足：加少量当归，走血分。

［方解］君药：茯苓皮、北沙参补肺气，启肾气，渗水湿。臣药：猪苓、冬瓜皮、桑白皮、生姜皮、白术、山药、泽泻健脾益气，渗湿利水。佐药：菟丝子、续断、百合、远志、荷叶补肾安胎，养心安神。使药：川贝母调理气机，促进气化。

（2）急性羊水过多

［基本方］金银花 15g，玉竹 10g，川贝母 5g，北沙参 30g，茯苓皮 30g，莲子心 3g，连翘 15g，地骨皮 10g，茵陈 10g，泽泻 10g，竹叶 15g，百合 15g，佩兰 3g，山药 12g，白术 10g。

［方解］君药：茯苓皮、北沙参补肺启肾，淡渗利湿，宁心安神。臣药：玉竹、地骨皮、金银花、连翘、莲子心、竹叶、百合、佩兰、山药、白术清热滋阴，健脾利湿。佐药：泽泻、川贝母调气机，利水道。

5. 临证思辨心得

子满相当于西医学之"羊水过多症"。在除外胎儿畸形的前提下，主要改善羊水过多引起孕妇的不适症状。西医学的主要治疗手段是通过羊膜腔穿刺缓慢放羊水或应用吲哚美辛、布洛芬等前列腺素合成酶抑制剂治疗。前者并发症包括绒毛羊膜炎、胎膜早破及胎盘早剥，限制其应用；后者增加胎儿动脉导管狭窄的风险，应用中应严密观察胎儿动脉导管的收缩情况。总之，这些治疗有潜在风险，迄今尚无大样本的随机对照研究比较不同治疗方法的疗效和不良反应。临床对本病的治疗颇为棘手，许多患者转求中医药治疗。

柴老运用中医药治疗特发性羊水过多取得显著疗效。通过长期的临证实践提出，羊水过多通常是胎儿伴有畸形的的表现之一，中医药只能调整羊水量，改善羊水过多给孕妇带来的不适症状，但是不能改变畸胎的状态，因此在治疗之初，首先应做 B 超除外胎儿畸形；其次，分析引起羊水过多的可能原因，针对病因进行治疗。

柴老还重视羊水过多的病因病机研究，丰富了子满的病因病机，提出"特发性慢性羊水过多"的主要病机为脾肾阳气不足，气化失司。脾之阳气不足，失于运化，湿浊内聚；肾之阳气不足，胎元失养，湿浊浸渍胞胎，而发子满。"特发性急性羊水过多"的主要病机为下焦损伤，邪热内伏，阴血耗伤，肾水不能上济于心，心火亢盛，母病及子，脾阴不足，中焦格拒，发为子满。

柴老对子满的辨证论治贡献在于总结出特征性的舌脉及治疗与用药原则，指出"特发性慢性羊水过多"的特征性舌脉是：舌体肥厚有齿痕，舌质暗而有水渍感，少苔或无苔；脉象多为细滑无力。治疗原则是调理"气化"功能，多选用走"肺脾肾"三经的药物。提出治疗"胎水"的关键药——茯苓皮。"特发性急性羊水过多"的特征性舌脉是：舌红少苔；脉象细滑急数。治疗原则是清心火，滋肾水，利胎水。

此外，治疗过程中还应注意患者及家属的知情同意，行 B 超检查动态观察羊水量的变化及胎儿的发育情况，做到中病即止。

（三）验案剖析

羊水过多案（一）

李某，女，28 岁。

初诊：2009 年 6 月 9 日。

病史：患者孕 21 周，常规检查发现羊水多，时感乏力，纳食尚可，二便尚调。血压正常。查"ABO"溶血：抗 –BIgG 1 128；2009 年 6 月

8 日 B 超 提 示 胎 儿 孕 20 周⁻，BPD 4.7cm，HC 17.5cm，AC 14.1cm，HC/AC 1.24，FL 3.4cm，S/D 5.17，胎心率 146 次 / 分，羊水 AFI 15.9cm（相当于孕 24 周之羊水量）。既往史：孕 17 周曾患感冒。舌淡暗，苔白干；脉沉滑。

中医诊断：子满（脾肾不足，水湿内停）。

治法：健脾益肾，温化水湿。

处方：冬瓜皮 20g，茯苓皮 20g，桑白皮 10g，泽泻 10g，菟丝子 20g，桔梗 10g，川贝母 5g，白术 10g，北沙参 20g，荷叶 10g，扁豆 10g，百合 10g，香薷 2g。7 剂，水煎服。

二诊：2009 年 6 月 16 日。孕 22 周，药后尿量较前略有增多。舌暗红，苔薄白；脉细滑。

处方：菟丝子 20g，茯苓皮 15g，白术 10g，桔梗 10g，桑白皮 10g，远志 6g，泽泻 6g，柴胡 3g，枸杞子 12g，百合 10g，北沙参 20g，生甘草 3g。14 剂，水煎服。

三诊：2009 年 7 月 13 日。孕 25 周，2009 年 7 月 12 日 B 超提示胎儿孕 23 周⁻，臀位，BPD 6.0cm，HC 21.4cm，AC 18.5cm，HC/AC 1.16，FL 4.2cm，S/D 2.94，胎心率 158 次 / 分，羊水最大深度 5.3cm，AFI 18.3cm。舌暗红，苔黄干；脉沉细滑稍数。证属脾肾不足，湿热结聚。治法：清热化湿，健脾益肾。

处方：金银花 15g，莲子心 3g，苎麻根 6g，荷叶 10g，扁豆 10g，茵陈 10g，鱼腥草 12g，香薷 3g，茯苓皮 12g，冬瓜皮 12g，菟丝子 20g，桔梗 10g。7 剂，水煎服。

四诊：2009 年 8 月 18 日。孕 30 周⁺，超声检查提示胎儿发育正常。"ABO"溶血：抗 -B IgG 1：64。舌淡暗有齿痕，苔白；脉沉细滑。

处方：茯苓皮 10g，生甘草 3g，菟丝子 15g，续断 12g，扁豆 10g，荷叶 10g，白术 10g，山药 12g，莲子心 3g，浮小麦 12g，连翘 12g，金银花 12g。14 剂，水煎服。

五诊：2009 年 9 月 15 日。孕 33 周，复查"ABO"溶血：抗 -B IgG

1：32。2009 年 9 月 11 日 B 超：胎儿头位，BPD 8.6cm，HC 30.2cm，AC 27cm，HC/AC 1.12，FL 6.4cm，S/D 2.4，胎心率 140 次 / 分，羊水最大深度：AFI 16.0cm，胎盘前壁。舌淡；脉沉滑。

处方：菟丝子 20g，黄芩 10g，荷叶 10g，续断 15g，苎麻根 6g，山药 15g，白术 15g，莲子心 3g，地骨皮 10g，百合 12g，茯苓皮 10g，芦根 10g。

随访：2009 年 10 月 23 日剖腹产分娩 1 男婴，母子平安。

按：本例羊水过多症的病因为"ABO"溶血。柴老认为本病为脾肾不足，气化失运，水湿内聚所致，结合西医学的观点，本病的发生与机体免疫功能亢进有关，功能过于活跃旺盛，从而产生毒热，相当于中医学的血热证，因此在调理机体气化功能的基础上，兼以清热解毒。柴老指出：①中医药治疗只能调节羊水量，减轻由于羊水过多给孕妇带来的不适，但是不能改变胎儿畸形的状态，因此，在治疗时应注意除外胎儿畸形，本例患者始终坚持产前检查，并一直随访到产后，证明新生儿正常。②应用五皮饮加减调节羊水量。③羊水过多多由于气化功能失常所致，在调节气化功能中，肺脾肾三脏的功能起着至关重要的作用，故重用北沙参、川贝母走肺气，调节气化功能；重用茯苓皮淡渗利湿，调节羊水量。④注意天人相应，2009 年为太阴脾土司天，湿气较重，且暑季发病，故选用香薷、茵陈、扁豆以健脾、祛湿、化浊。⑤应用金银花、鱼腥草清热解毒。⑥补肾固冲不用滋腻之品，而选用菟丝子补肾气，固胎元。

羊水过多案（二）

肖某，女，26 岁。

初诊：1969 年 6 月 5 日。

病史：患者婚后曾育 4 胎。第 1 胎孕 6 月，腹部膨隆似足月，周身浮肿，不能平卧，当地医院诊为羊水过多，足月产 1 无脑女婴，羊水约 20000mL。其后连续孕 3 胎，均发生羊水过多，引产均为无脑女婴。现已孕第 5 胎，孕 5 周，症见面色苍黄，全身浮肿，乏力，纳差，大便溏。当地医院建议终止妊娠。患者情绪焦虑，盼子心切，求诊于柴老。既往史：既往体健，否认传染病史。婚孕史：22 岁结婚，孕 4 产 1，3 次引产。体格检查：面色苍黄，全身浮肿，情绪低落，心肺无异常，下肢胫前可凹性水肿（＋）。辅助检查：无记载。舌脉：舌胖大而厚，齿痕重，舌质淡暗，苔白腻；脉细滑无力。

中医诊断：子满（脾肾不足，水湿内停，浸渍胎元）。

治法：健脾补肾，利湿行水，安胎。

处方：五皮饮加味。茯苓皮 20g，桑白皮 20g，大腹皮 20g，生姜皮 20g，菟丝子 20g，川断 20g，桑寄生 30g，陈皮 20g，泽泻 10g。7 剂，水煎服。

二诊：1969 年 7 月 25 日。已孕 12 周，服药后水肿明显消退，体力较前好转，舌体胖大，苔白；脉细滑。辨证：气机未复，仍遵前法。处方：茯苓皮 30g，冬瓜皮 30g，桑白皮 10g，菟丝子 15g，桔梗 10g，百合 10g，北沙参 10g，白术 10g，泽泻 10g，猪苓 6g。7 剂，水煎服。

三诊：1969 年 9 月 10 日。水肿完全消退，腹诊胎儿为右枕位。

随访：其后足月顺产 1 健康女婴，母子平安，治疗宣告成功。

按：本案发生于 20 世纪 60 年代末，病例典型，羊水量达 20000mL，实属罕见。柴老每以此病例说明中医辨证在疑难病证治疗中的启发作用，故予以收录。辨证论治思路抓住脾肾双虚、水湿浸渍的病机，一诊处方重在补益受损之肾气，应用茯苓皮、桑白皮、大腹皮、生姜皮、陈皮五皮以行水，病急而药力专注。二诊处方则兼顾三焦气化，恢复水液代谢的气化功能。历经二诊即症状消失，最终足月顺产健康女婴，母女平安。回忆本案治疗经过，从起初的确感无措到最终的成功治愈。柴老体会再次提及了中医辨证的神奇，这确为我们在面对复杂病证的治疗时增添了信心。

羊水过多案（三）

李某，26 岁，床单厂工人。

初诊：1963 年 4 月 18 日。

病史：患者婚后妊娠 4 次均为"无脑儿"。自 1959 年第 1 胎妊娠 3 个月时，即出现全身浮肿，疲倦乏力，至妊娠 5 个月时，腹部颇大，势如临产，行动不便，不能工作，直至临产症状加重，因未做产前检查，于足月在医院足月分娩 1 无脑畸形胎儿。当时羊水过多。此后，连续于 1960 年、1961 年、1962 年，3 年内 3 次，症状同第 1 次妊娠，常规产检，均于妊娠 7 个月行 X 线骨盆片确定胎儿为无脑儿，行引产术。每次均有羊水过多（均有两脸盆之多）。以上 4 胎均为无脑女婴。该院曾经多次动员患者严格避孕或行绝育术，以免受痛苦。然患者及家属求子心切，不愿放弃希望。1963 年 1 月停经，于妇产医院确诊第 5 胎妊娠。当时因无理想的预防方法，动员其中医治疗。症见：神疲乏力，轻度恶心，周身浮肿，纳可，眠佳，二便调。腹部膨隆大于妊娠月份。面色苍黄，身体活动不利。舌体肥厚，质淡嫩多津如水浸，周围齿痕深，苔薄白；脉沉滑。

中医诊断：子满（脾阳虚衰，水湿浸渍）。

治法：健脾渗湿。

处方：焦白术 9g，冬瓜皮 30g，茯苓皮 30g，陈皮 9g，生姜皮 6g，生牡蛎 30g，枸杞子 9g，桑寄生 30g。加减服用 2 个月。

二诊：1963 年 6 月 20 日。水肿消失。舌淡水浸状明显好转；脉动有力。

处方：怀山药、枸杞子、茯苓皮、泽泻、石莲子、白术、川断等加减调之。

随访：至孕 6 个月可以触及明显的胎头轮廓，胎动及胎心正常。于 1963 年 10 月 10 日自然分娩一正常女婴。随访观察 7 年，发育良好。后又继续生育一女一子，均健康。

按：本例患者连续 4 次不良妊娠史，均为羊水过多伴有畸胎。本次妊娠中期再次出现羊水过多，鉴于当时的医疗条件无法尽早鉴别胎儿是否存在畸形的情况，考虑患者的意愿，柴老首先从缓解患者的不适症状入手，同时在治疗过程中注意除外畸胎的可能性。遣方用药紧紧围绕辨证，以"五皮饮"为基础，随症加减。重用茯苓皮淡渗利湿以去胎水，辅以陈皮、生姜皮健脾理气化湿，焦白术健脾化湿安胎，胎水去而患者安。于妊娠6个月，通过产检除外无脑儿，并随访到该孕妇分娩一正常新生儿。

柴老不但重视孕期的随访，对于特殊的病例随访时间更长，为了解中医药的疗效及是否有远期的不良反应积累经验。患者连续3次分娩神经系统畸形的胎儿，虽然产时新生儿未发现异常，为证实胎儿神经系统的发育状况，柴老一直随访到产后7年。这种严谨的治学态度值得后学者推崇。

羊水过多案（四）

宋某，30岁，床单厂工人。

初诊：1968年4月2日。

病史：妊娠7个月，羊水过多。伴胸闷，食欲不振，尿量少。自觉腹部明显增大，胎动无力。体重短期内明显增加至62.5kg。苔薄白；脉沉细无力。

中医诊断：子满（脾肾虚弱，水湿内停，浸渍胞胎）。

治法：健脾补肾，温阳利水。

处方：茯苓皮30g，菟丝子12g，冬瓜皮20g，泽泻6g，猪苓6g，党参12g。3剂。

二诊：1968年4月5日。药后，体重降至60.5kg。自觉胎动有力。据前方加减服药。

随访：1968年6月6日。服药至5月16日，体重降至58kg，至临产前体重为59.5kg。于6月5日分娩一男婴，体重4kg。健康。

按：本案的特点在于羊水过多合并妊娠水肿，表现为体重明显增加。在治疗中，一方面去胎水，一方面减轻隐性水肿的问题。选用猪苓、泽泻利水渗湿，使湿邪自小便排出。考虑妊娠的特殊性，选用菟丝子、党参补气安胎。

附

猪苓：味甘、淡，性平。归肾、膀胱经。甘以助阳，淡以利窍，功专利水渗湿，其利尿作用强于茯苓。治疗水肿、泄泻常配茯苓、白术，如四苓散；治疗小便不利可配泽泻、阿胶、滑石，如猪苓汤。

（四）温故知新

《陈素庵妇科补解》：妊娠肿满，由妇人脏气本虚，怀妊则气血两虚，脾土失养不能制水，散入四肢，遂至腹胀，手足面目俱肿，小水闭涩，名曰胎水。皆由引饮过度，湿渗脾胃，水气泛溢，上至头面，中至胸腹，以及手足膝胫，无不浮肿。水内渍胞，儿未成形而胎多损。若临床两足微肿，名曰皱脚，此因胞水太多，渗入下焦膝胫以下，三阴络脉独受其害，水性润下故也。诊脉必浮，腹满喘者，其胎必坏，亦肾着汤。

《胎产心法》：所谓子满者，妊娠至五六个月，胸腹急胀，腹大异常或遍身浮肿，胸胁不分，气逆不安，小便艰涩，名曰子满。又为胎水不利。若不早治，生子手足软短有疾，甚至胎死腹中。宜千金鲤鱼汤治其水。如脾虚不运，清浊不分佐以四君五皮，亦有用束胎饮以治子满证甚效。

《女科经纶》引齐仲甫曰：妊娠以经血养胎，或夹水气，水血相搏以致体肿，皆由脾胃虚，而脏腑之间宿有停水锁夹，谓之子满，若水停不去，浸渍其胎，则令胎坏。

四、子肿

（一）病证概述

西医病名：妊娠水肿，妊娠高血压疾病之单纯水肿

妊娠中晚期，孕妇出现肢体面目肿胀者称"子肿"，也称"妊娠肿胀"。古人根据肿胀发生的部位、肿胀的程度及性质不同分别命名。《医宗

金鉴·妇科心法要诀》如是说:"头面遍身浮肿,小水短少者,属水气为病,故名曰子肿。自膝至足肿,小水长者,属湿气为病,故名曰子气。遍身俱肿,腹胀而喘,在六七个月时者,名曰子满。但两脚肿而肤厚者,属湿,名曰皱脚;皮薄者属水,名曰脆脚。"若在妊娠7~8个月后,只是脚部浮肿,无其他不适者,尿常规及血压均无异常,休息后常能自行消失,为妊娠晚期常见现象,无需治疗。

子肿之名首见于明代李梴的《医学入门·卷之五》提出"子肿"之名,沿用至今。其论述如下:"胎水遍身虚肿浮,妊孕经血闭以养胎,胎中挟水湿,与血相搏,湿气流溢,故令面部肢体遍身浮肿,名曰胎水,又曰子肿,多五六个月有之。"皇甫中撰、王肯堂订补的《明医指掌·妇人科》阐述说:"妊娠五六月以来,浮肿如水气者,名曰子肿,俗呼为琉璃胎是也。"明确指出"子肿"即俗称"琉璃胎"。元代朱丹溪论述说:"戴云,子肿者,谓孕妇手足,或头面,通身浮肿者是也。"阐述了"子肿"导致孕妇通身浮肿者,甚至包括手足或头面。明代龚信在《古今医鉴·妊娠》确切描述了"子肿"的临床表现:"子肿者,谓妊娠面部虚浮、肢体满也。"明代赵献可在《邯郸遗稿·妊娠》记载了重证"子肿"的症状:"妊娠两足面肿至腿膝,行步艰难,喘闷妨食,似水肿,甚至指间水出者,名曰子肿。"张曜孙在《产孕集·孕疾第五》提出:"水肿胀满,谓之子肿,其候或遍身浮肿,或手足挛肿……轻者产后即愈,不必施治,甚者宜鲤鱼汤。"提出"子肿"可自愈的现象。

子气之名首见于《妇人大全良方》。《妇人大全良方》引"《产乳集》养子论,妊娠自三月成胎之后,两足自脚面渐肿腿膝以来,行步艰辛,以至喘闷,饮食不美,似水气状。至于脚指间有黄水出者,谓之子气,直至分娩方消。"明代王化贞《产鉴·子肿》中提出:"子气者,谓妊娠两足浮肿者。"清代徐大椿在《女科指要·胎前门》曰:"土不制水,水散皮肤,头面手足尽皆浮肿谓之子肿。指按不凹,分娩即退,此胎气壅闭,谓之子气。"从证候特点上辨析"子气"与"子肿"的概念。清代唐宗海更明确指出"子气者，水肿也"。

皱脚之名首见于宋代陈无择的《三因极一病证方论》，谓："凡妇人宿有风寒冷湿，妊娠喜脚肿，俗呼为皱脚。"认为妊娠水肿轻者称"皱脚"。明代李梴《医学入门·妇人门》记载："妊孕七八个月以来，两脚浮肿，头面不肿，乃胞浆水湿下流。微肿者易产，名曰皱脚。"清代郑玉坛《彤园医书·子肿子满》称："两脚肿大，肤厚如黄柏皮者，名曰皱脚，光亮如吹尿胞者，名曰脆脚，属水也。"清代阎春玺则认为"皱脚"是"子气"的俗称。他在《胎产心法·卷之上》中记载："所谓子气者，妊娠自三月成胎之后，两足面渐肿至腿膝，或腰以下肿……诸书名曰子气，即水气，俗称脆脚。"

脆脚病名首见于《普济方·妊娠诸疾门》，文中说："妊妇两脚浮肿，名曰脆脚。"清代程文囿在《医述》中说："但两脚肿而肤厚者属湿，名曰皱脚。皮薄者属水，名曰脆脚。"

总之，对子肿的称谓历代论述十分丰富，各种称谓因临床症状表现的不同而迥异。常常根据水肿部位、皮肤厚度及有无兼夹症状等采用不同的称谓。

子肿相当于西医学之妊娠水肿，常为妊娠高血压疾病的早期症状之一。妊娠期间，任何原因所致的水肿均可称之为"妊娠水肿"。妊娠水肿可分为生理水肿和病理水肿两类。通常情况下，妊娠水肿是指狭义的妊娠生理性水肿。一般是指妊娠 24 周以后，仅有从踝部向上发展的水肿，而无高血压和蛋白尿，经休息后水肿仍不消退者。严重的妊娠水肿，可波及孕妇的外阴及下腹部，甚至上肢和颜面也可浮肿。现代医学的概念是孕妇卧床休息 12 小时后，以指压超过 1 度的陷凹，或者 1 周内体肿增加超过 0.5kg 者，称"妊娠水肿"。病理性水肿，多指妊娠高血压疾病、妊娠期肾脏疾病、心脏疾病、甲状腺功能低下、肝脏疾病等伴有的水肿症状。应该在治疗过程中加以鉴别。

1. 中医学对子肿病因病机的认识

（1）子肿的病因病机源流

水肿的形成，一般而言，与肺、脾、肾三脏有密切的联系。肺为水之上源，能通调水道，下输膀胱；脾主运化，主转输，制约水液；肾主开阖，为水之源。三脏功能正常，则能保持水液运行循其常道，不致泛溢为肿。任何一脏功能异常，均可引起水液代谢障碍而发水肿。

妊娠水肿多发生在妊娠 5～6 月以后，此时胎体逐渐长大，升降之机括为之不利，若脏器本虚，胎碍脏腑，因孕重虚。因此，或因脾虚失运，水湿内停；或因肾虚阳气不布，上不能温煦脾阳，下不能暖膀胱，水道不利而发水肿；还可因情志内伤，气机不畅，滞而为肿。临床常见病因病机如下。

①脾虚。孕妇脾气素虚，或过食生冷，伤及脾阳，运化失职，或忧思劳倦伤脾，脾虚不能敷布津液，反聚为湿，水湿停聚，流于四末，泛于肌肤，遂发水肿。如《诸病源候论》曰："胎间水气，子满体肿，此由脾胃虚弱，脏腑之间有停水，而挟以妊娠故也。"《圣济总录》云："脾合土，候肌肉，土气和平，则能制水，水自传化，无有停渍，若妊娠脾胃虚弱，经血壅闭，则水饮不化，湿气淫溢，外攻形体，内淫胞胎。"《妇人大全良方》引《产宝》论曰："夫妊娠肿满，由脏气本虚，因产重虚，土不克水，血散入四肢，遂致腹胀，手足、面目皆浮肿，小便秘涩。"《女科经纶》引何松庵曰："妊娠三月后，肿满如水气者，俗呼为琉璃胎是也。古方一主于湿，大率脾虚者多。脾虚不运，则清浊不分，须以补脾兼分利。若夜肿日消，是血虚，宜健脾兼养血主之。"又引陈良甫说："妊娠两脚浮肿，名曰脆脚。因脾衰不能制水，血化成水所致……"

②肾虚。肾气素虚，孕后阴血聚下养胎，有碍肾阳敷布，不能气化行

水，且肾为胃之关，肾阳不布，关门不利，膀胱气化失司，聚水而从其类，水遂泛溢而为肿。正如《内经》所云："肾者，胃之关也，关门不利，故聚水而从其类也。"《沈氏女科辑要笺正》也记载："妊身发肿，良由真阴凝聚，以养胎元，肾家阳气，不能敷布，则水道泛溢莫制。"

③气滞。素性忧郁，气机不畅，孕后胎体渐长，有碍气机升降，两因相感，气滞水停，泛溢肌肤，发为子肿。如《女科经纶》妊娠水肿属"气壅成湿"。遂引陈良甫"胎气壅塞成湿，致身体、胁腹浮肿，喘急气促，小便涩。法当疏壅气，行水湿……"同时，在"妊娠胫肿属中气壅郁"说中引朱丹溪曰："妊娠两足胫肿至膝，甚则足指间出水。此由中气聚养胎元，壅郁不得升发，法当疏郁滞……"《丹溪心法》中也说："气遏水道而虚肿者，此但顺气安脾，饮食无阻，既产而肿自消。"

（2）现代医家对子肿的研究

近代医家在前人发现的基础上，对子肿进一步研究。其研究的重点在于子肿的概念及病因病机验证，进一步用中医药治疗子肿，对古方的治疗效果加以验证。

对于妊娠水肿的称谓，历来较为混乱。常见的称谓包括"子气""子肿""子满""脆脚""皱脚"等。但是大多数学者称"妊娠水肿"为"子肿"。如霍彬、田宝玉的报道说："妊娠 7 ～ 8 月后脚部浮肿无其他不适，为妊娠晚期常有现象。"高翠霞、张翠英在研究中明确定义子肿为"妊娠24 周以后，仅有从踝部向上发展的水肿，而无高血压或蛋白尿，经休息后水肿仍不消退。"与"子满"明确区分开来。

关于子肿的病因病机研究，基本延续前人的观点，加以完善。如外感六淫致病说、水血相搏致病说。较为公认的观点是：脾胃虚弱、脾肾阳虚及气滞等。如钟春帆和王璐璐综合各家学说突出脾胃虚弱为引发子肿的重要原因。而胡永良及郭德晶、谢其赋在其文中说子肿的主要原因是"脾虚水泛"。王淑贤的研究认为，湿为阴邪，易伤阳气。脾喜燥恶湿，若水湿不运，停聚于中，足以滞碍气机，阻遏阳气，从而出现子肿，对本病的病因病机研究更加明确。胡献国则认为子肿多因为脾肾亏虚，水湿内停所致。

对于治疗多采用健脾渗湿，化痰理气，兼以安胎之法。主要从临床研究的角度验证古方的疗效。常用方剂有《千金》鲤鱼汤、补中益气汤等，取得较好的疗效。

2.西医学对子肿发病机理的认识

子肿相当于西医学的"妊娠水肿"，也称"妊娠肿胀"，是指由于孕妇内分泌发生改变，致使体内组织细胞水肿及水钠潴留。此外，随着妊娠进展，常见以下过程：其一，子宫逐渐增大，增大的妊娠子宫压迫盆腔及下腔静脉，静脉回流受阻，体液渗入组织间；其二，妊娠后，血容量逐渐增加，血液稀释，血浆渗透压下降，血浆渗入组织间隙；其三，孕期贫血或低蛋白血症患者也容易发生妊娠水肿。

（二）诊治经验

1.病因病机观

柴老在借鉴前人对"子肿"研究经验的基础上，通过长期的临床研究及大量的病案积累，潜心研究、探索规律，突出自己的学术观点。

第一，对"子肿"的诊断上，提出"子肿"相当于西医学之"妊娠水肿"或"妊娠高血压疾病"之轻症。第二，在中医病证鉴别上，提出"子肿"与"子满"是两种不同的病证，前者的关键症状为周身肿胀，后者的关键表现为胞中蓄水；从子肿的性质上，辨气病与水病。推崇沈尧封之说："病在有形之水，必皮薄色白而亮。病在无形之气，其证必皮厚，色不变。"第三，提出"子肿"的主要病因为禀赋不足或饮食失调，后天失养；

病机为"阳虚水泛，气化失司"。第四，在治疗上，提出"补肺启肾，温阳化水"的治疗思路。第五，在治疗用药上，强调用药准确的原则，明确提出在治疗"子肿"时，不能用茯苓皮。

2. 诊治原则

（1）诊断与鉴别诊断

中医妇科学是中西医结合最紧密的学科之一。对于本病的诊断及鉴别诊断基本沿用西医学的诊断标准。

［诊断］

病史：先天禀赋脾肾阳气不足，或素抑郁，或营养不良、严重贫血，或患有原发性高血压、糖尿病、慢性肾炎等合并妊娠，或多胎妊娠等。

临床表现及体征：临床表现，主要特征为浮肿，多发生在妊娠 20 周以后，开始局限于踝部，逐渐延至小腿、大腿、外阴部、腹部，甚至全身。亦有个别患者，可凹性浮肿并不明显，只觉肢体坠胀，每周体重增加超过 0.5kg，或者每月体重增加超过 2.3kg，临床称为"隐性水肿"。体征：根据水肿的程度分为四度。Ⅰ度：小腿及足部明显浮肿，经休息不能自然消退或稍微消退；Ⅱ度：水肿上延至大腿及外阴；Ⅲ度：水肿延至外阴及腹部，肿势较前更甚；Ⅳ度：全身浮肿或伴有腹水。

辅助检查：尿常规，镜检可见少许红、白细胞及管型。24 小时尿蛋白定量 ≥ 0.5mg 为异常。B 超，了解有无胎儿畸形、双胎、多胎及羊水情况。

［鉴别诊断］

妊娠水肿除生理性水肿外，应与多种妊娠合并症相鉴别。常见的有妊娠合并慢性肾炎、妊娠合并心脏病及妊娠合并严重贫血等。

（2）治疗原则

中医治疗原则，脾虚者，健脾利水；肾虚者，温肾行水；气滞者，理气化湿。同时不忘"治病安胎"并举的原则。

西医治疗原则，多以卧床休息，抬高下肢；高蛋白饮食；围产保健，及时发现与处理妊娠并发症及妊娠合并症。

3.柴老的诊疗思路

根据文献记载，子肿的原因不外乎先天禀赋不足，素体脾肾不足，或饮食失节，或素性抑郁，妊娠胎体渐长，犯"虚虚"之忌，导致气机升降出入失常，不能通调水道，水液内停，泛溢肌肤，发为"子肿"。常见证型为：脾肾阳虚，阳虚水泛。

子肿为本虚标实之证，治宜标本兼顾，本着治病与安胎并举的原则，治宜补肺启肾，温阳利水。用药应避免过用温燥、寒凉滑利之品，以免伤及胎元。

子肿的辨证要点主要抓住妊娠中晚期出现身体浮肿或体重增加超过0.5kg，或每月体重增加超过2.3kg，即可明确诊断。一般而言，在治疗过程中，除观察水肿的消退程度，还要注意观察血压变化、尿蛋白及血小板的变化。轻症可门诊治疗，重症须住院治疗。

对于子肿的西医学治疗，主要是要保证休息和有充足的睡眠时间，多卧床休息，抬高下肢，尽量左侧卧位以改善胎盘循环，减轻水肿。加强营养，膳食中要有充足的蛋白质，以缓解由于营养不良造成的水肿。中医治疗主要以辨证论治为主。

柴老在前人辨证论治经验的基础上提出自己的学术观点。"子肿"相当于现代医学之"妊娠水肿"或"妊娠高血压疾病"之轻症。因此，在辨证论治改善浮肿的同时，严密监测患者的血压及尿常规的变化，明确妊娠高血压疾病的诊断。中医治疗的同时，督促患者随时产科咨询，防止疾病进展出现先兆子痫。柴老还认为子肿的主要病机为各种致病因素导致脾肾阳虚，阳气衰微，不能温化水湿，水湿内停，泛溢肌肤，发为子肿。治疗原则是健脾益肾，温阳利水。强调子满与子肿的不同，用药特别提醒非胎水肿满不可用茯苓皮。因"子肿"可能是多种妊娠合并症或妊娠并发症的症状之一，因此，在治疗中强调运用现代医学的检查手段监测治疗效果及疾病的转归。

4.选方用药特色

遣方用药的原则不外乎分因论治。兼顾消水肿与安胎并举的原则，同时坚持中病即止。

柴老的选方原则仍然以辨证为纲领。提出如下治疗原则：健脾益肾，益气温阳，淡渗利湿。根据兼夹症状随症加减。

任何妊娠期的用药均源于临床经验，是否会对胚胎有不良影响，不得而知。因此柴老在选药上提出：重视妊娠期用药的安全问题，不用妊娠禁忌药；关注现代药理研究，尽量回避有胚胎毒性的药物；中病即止。强调有是证用是方。

柴老治疗子肿的基本方剂

［基本方］沙参 15g，当归身 10g，荷叶 10g，泽泻 10g，茯苓 15g，桑白皮 10g，大腹皮 10g，菟丝子 15g，太子参 10g。

［加减］大便干燥：加瓜蒌 10～12g；血压不稳：加菊花、枸杞子、钩藤。

［方解］君药：茯苓、太子参健脾益肾，温阳利水。臣药：北沙参、泽泻、当归身、荷叶、桑白皮、大腹皮调理气机，化气行水。

5.临证思辨心得

子肿相当于现代医学之"妊娠水肿"及"妊娠高血压疾病"之轻症。对于妊娠水肿的西医治疗，主要是休息及饮食疗法，不主张应用利尿剂，将重点放在预防妊娠高血压疾病上。中医学在改善妊娠水肿给孕妇带来的不适症状方面有独到之处。

柴老运用中医中药辨证治疗子肿取得良好的效果。并根据长期大量的临床实践，对"子肿"总结出规律性的治疗方法。

中医妇科学的辨证要点之一是类证鉴别，古代由于科技发展水平的限制，大多数医家将"子肿"与"子满"混淆论治，柴老明确指出二者是不同的疾病，子肿是以周身水肿为特点，疾病的主体是孕妇，多由于孕妇先天禀赋缺陷及后天的饮食、情绪不良所致，属于"母病"的范畴，因此在治疗中要充分考虑胚胎发育的问题。

柴老对"子肿"的病因病机研究也有独到之处，提出子肿的主要病机为各种致病因素导致脾肾阳虚，阳气衰微，不能温化水湿，水湿内停，泛溢肌肤的病机观点，是对前人理论的补充。提出"健脾益肾，益气温阳，淡渗利湿"的治疗法则，总结出治疗子肿的"经验方"。

柴老在运用中医中医药进行辨证论治的同时，还紧跟现代医学发展的步伐，强调"子肿"可能是多种妊娠合并症或妊娠并发症的症状之一，因此在治疗中强调运用现代医学的检查手段监测治疗效果及疾病的转归。

总之，柴老在对"子肿"的治疗中即借鉴前人的经验，又有自己的创新成果，还有现代医学的检查手段证实治疗效果的可靠性。值得后学认真学习，加以发扬。

（三）验案剖析

妊娠水肿案

陈某，30岁，北京制药厂工人。

初诊： 1968年5月30日。

病史： 患者第1胎孕6个月，因"羊水过多"，胎儿脑积水，行引产术。现又妊娠3个月，已出现腹胀及浮肿，休息后浮肿不能消退。面黄，大便干。舌苔薄白；脉沉细无力。

中医诊断： 子肿（脾肾不足，气血亏虚）。

治法：益气养血，兼以利湿。

处方：南北沙参^各30g，天冬15g，麦冬15g，陈皮9g，全瓜蒌15g，白芍药12g，石莲子9g，茯苓30g，猪苓6g，枸杞子9g，女贞子12g。6剂。

二诊：1968年6月6日。药后大便通畅。诸症减轻。

处方：太子参12g，菟丝子12g，茯苓30g，石莲子9g，覆盆子9g，泽泻9g。6剂。

随访：此后，服药期间腹胀减轻，浮肿消失，但停药后，腹胀再作。及孕4月，即出现羊水过多的倾向。再服上方，改茯苓为茯苓皮，羊水即消为正常，反复数次至妊娠8个月，病情稳定，体重增长正常，停药。患者于足月分娩一男婴，体健。

按：本例患者有不良孕史，本次妊娠早期就出现"子肿"的征兆，关键为脾肾之阳气不足，其中又以脾之阳气不足为主，方中重用茯苓、太子参、菟丝子等健脾益肾，温阳利水；用沙参补肺启肾，通调水道，改善浮肿。同时因方中应用猪苓、泽泻具有通利作用的药物，考虑患者处于中早期妊娠阶段，故用覆盆子、石莲子等安胎，体现了"治病安胎"并举的治疗原则。

此外，柴老注重病患的随访工作，患者初诊以"子肿"为主，但是患者既往有"子满"病史，故柴老在患者症状缓解之后，注意随访，在患者出现"子满"之症时，加以纠正，改"茯苓"为"茯苓皮"治疗胎水肿满，诸症消失，患者顺利分娩正常婴儿，也验证了"茯苓皮"为治疗"子满"的关键药。

（四）温故知新

《医宗金鉴·妇科心法要诀》：子肿、子气、气满、脆脚、皱脚总括：头面遍身浮肿，小水短少者，属水气为病，故名曰子肿。自膝至足肿，小水长者，属湿气为病，故名曰子气。遍身俱肿，腹胀而喘，在六、七月时者，名曰子满。但两脚肿而肤厚者，属湿，名曰皱脚；皮薄者，属水，名曰脆脚。

《女科指掌》：脾生肌肉，土气安和，则能制水，水自传化，无有停积，若脾胃气虚，经血壅闭则水饮不化，湿气泛溢外攻形体，内注胞胎……若临月而肿，利小便自愈。

妊娠三月以后，两脚面渐肿，行走艰难，以致喘闷饮食无味，似水气状，脚指间有黄水出谓之子气，直至分娩方消，此因素有风寒湿气及脾湿者，虽不可妄投药，亦虑将产之际，有不测之虞。

《妇科学笺疏·妊娠肿胀》：妊娠身发肿，良由真阴凝聚，以养胎元而肾气不能敷布，则肾中之输尿管无力，遂致水道不通，泛溢莫制，治当展布肾气，庶几水行故道，小溲利而肿胀可消，此惟仲景肾气丸最为正治。

五、妊娠感冒

（一）病证概述

西医病名：妊娠合并上呼吸道感染，急慢性支气管炎

妊娠感冒是指发生在妊娠期间，感受外邪引起以恶寒鼻塞、咽干咽痛、咳嗽流涕、头痛身痛等为主症的病证。与中医内科之"咳嗽"病因病机相似，但是由于妊娠的生理特点，治疗与内科稍有差异。故可按照中医内科之"咳嗽"的研究脉络展开。中医妇科学无"妊娠感冒"之病名，其病因病机论述可借鉴"子嗽"。

"咳嗽"之名首见于《素问》。如《素问·阴阳应象大论》："秋伤于湿，冬必咳嗽。"《素问·宣明五气》云："五气所病，肺为咳。"而《诸病源候论》则记载："咳嗽者，肺感于寒，微则成咳嗽也。""气虚为微寒客皮毛，

入伤于肺则不足，成咳嗽。"宋代王贶在《全生指迷方》中将咳与嗽加以区分："古书有咳而无嗽，后人以咳嗽兼言之者，盖其声响，毫不因痰涎而发，谓之咳；痰涎上下随声而发，谓之嗽，如水之嗽荡，能嗽其气也。"金代刘完素进一步指出："咳谓无痰而有声，肺气伤而不清，嗽为无声而有痰，脾湿动而有痰也，咳嗽谓有声有痰，内伤肺气复动脾湿也。"

"子嗽"既是一种疾病，也是一个证候表现。妊娠感冒相当于外感子嗽，临床表现与内科之"咳嗽"相同。如宋代齐仲甫《女科百问·卷下》云："何为子嗽？答曰：肺主气，外合皮毛，风寒外感入射于肺，故为咳也。有涎者谓之嗽，无痰者谓之咳。"

中医学之"咳嗽"，就其临床表现而言，相当于现代医学之上呼吸道感染、急慢性支气管炎或普通感冒以及流感等。但是"妊娠感冒"的范围，仅限于上呼吸道感染及普通感冒。

1. 中医学对妊娠感冒病因病机的认识

（1）妊娠感冒的病因病机源流

妊娠感冒之咳嗽的病因病机与内科相同。常见病因病机不外乎外感与内伤两类。具体如下：

①病因

《素问·咳论》首先对咳嗽的病因加以论述，指出："皮毛先受邪气，邪气以从其合也，其寒饮食入胃，从肺脉上至于肺则肺寒，肺寒则外内合邪因而客之，则为肺咳。"奠定了外感寒邪、内伤饮食、外内合邪而作咳及五脏六腑皆可致咳的病因理论基础。此后历代医家在此基础上加以丰富。如宋代王贶提出"风寒从外而至，热从内起，风寒则诸经受邪，热则脏腑熏蒸，乘而为病。"明代医家张景岳持简驭繁，将咳嗽病因分为外感、内伤两大类。其在《景岳全书》云："以余观之，则咳嗽之要，止惟二证？一曰外感。一曰内伤尽之矣。""外感必由皮毛入肺，久而不愈则自肺传于五脏也；内伤之嗽起于阴分，肺属燥金，为水之母，阴损于下，则阳孤于上，水涸金枯肺苦于燥，肺燥则痒，痒则咳不能已，故发咳嗽。"

外感咳嗽。肺主气，外合于皮毛，开窍于鼻。六淫、时疫、药邪等病因由皮毛或口鼻入肺，均可导致咳嗽。如明代李梴在《医学入门》中说："肺主皮毛，通太阳膀胱，最易受风邪，风邪袭肺，病咳嗽恶风，鼻塞声重喷嚏是也。"明代张景岳则认为外感咳嗽必因于寒，"外感之嗽，无论四时，必皆因于寒邪，盖寒随时气入客肺中，所以致嗽。"清代吴澄认为湿热致嗽。在《不居集》中说："湿热伤肺，若咳而身热，自汗口干，便赤脉虚而洪者，用白虎汤；身热而烦，气高而短，心下痞满，四肢困倦，精神短少者，用香薷饮……"也有医家认为燥兼火、寒、湿三气为病。如清代吴鞠通认为："秋燥之气，轻则为燥，重则为寒，化气为湿，复气为火。"

内伤咳嗽。饮食失节，内伤脾胃，脾土不能生肺金，肺虚作咳。如清代蔡贻绩认为"饮养阳气，食养阴气。过于大饮则气逆，形寒饮冷则伤肺，肺伤气逆，则为喘满、咳嗽……"

情志抑郁，亦可作咳。忧、怒、思、恐等情志变化，导致气滞气郁，肺气闭郁而发"咳嗽"。如《素问·痿论》曰："有所亡失，所求不得，则发肺鸣……"张生甫在《虚劳要旨》中也说："忧则气抑伤肺，愤郁不乐，微寒潮热，咳嗽痰涎等证。"朱丹溪云："无痰之咳乃火郁之证，多平素不得志者得之，因痰郁火，邪在肺中，肺气不清病咳嗽，最为难治。"

②病机

《素问·咳论》曰："五脏六腑皆令人咳，非独肺也。"说明其病因病机复杂。综合看来，常见的病机为外邪袭肺、痰饮阻肺、脏腑功能失调及气血津液失常。

外邪袭肺：皮毛者，肺之和也，鼻者，肺之窍也，故外邪袭肺，经由皮毛、口鼻首先犯肺。如清代高鼓峰言："若外感者皮毛受之，玄府闭，玄府闭则肺气不郁，肺中二十四窍列行分而诸脏之气，玄府闭则气不能行，故肺满而逆，咳嗽作矣。"清代郑寿权也说："从外而入者，风寒暑湿燥火之邪干之。客邪自外而入者，闭其太阳外出之气机，气机不畅，逆于胸膈……气欲出而不出，咳嗽斯作也，定有发热头痛、身痛……"

痰饮阻肺：痰饮为病总与脾胃相关。脾为生痰之源，肺胃初探之器，脾虚运化水湿不利，不能为胃行其津液，津液不行聚而成痰，阻遏肺气而生咳嗽。如《素问·咳论》云："（咳嗽）皆聚于胃，关于肺，使人面浮肿气逆也"。

脏腑功能失调：肺为华盖，主一身之气，各脏腑之气，经由经脉汇聚于肺，而行周身。若脏腑受邪，亦随气而归于肺。故经云"五脏六腑皆可令人咳"。如《女科经纶》引陈自明曰："肺内主气，外司皮毛，皮毛不密，寒邪乘之，入射于肺，则咳嗽。夫五脏六腑俱受气于肺，各以其时感于寒而为病。秋则肺受之，冬则肾受之，春则肝受之，夏则心受之，长夏则脾受之。嗽而不已则传腑。妊娠而嗽，谓之子嗽。久嗽不已，则伤胎。"而《医垒元戎》说："胎前病，唯当安胎顺气。若外感四气，内伤七情，以成他病，治法与男子无异，当于各证类中求之。但胎前动胎之药，切须评审。"

气血津液失常：咳嗽的发生，与气血失调密切相关。正如《三因极一病证方论·咳嗽总论》记载："人之所以滋养者，唯气与血，呼吸定息，卫气之常，失常则为咳嗽，津液流润，荣血之常，失常则为痰涎，咳嗽吐痰，气血已乱矣。"

（2）现代医家对妊娠感冒的研究

现代医家在前人发现的基础上，对妊娠感冒咳嗽做了进一步研究。其研究的重点在于"妊娠感冒"的定义及病因病机验证，进一步用中医药治疗妊娠感冒，对古方的治疗效果加以验证。

大多数医家将"妊娠感冒"定义为"子嗽"的外感咳嗽范畴。

关于妊娠感冒咳嗽的病因病机研究，基本延续前人的观点，加以完善。大多数认同前人的学术观点，主要病因病机为素体阴虚或者阳盛，孕后阴血聚于下以养胎元，阴血愈虚，加之紧张焦虑、饮食失节导致虚火上炎，灼伤肺金；或腠理不密，感受外邪导致"子嗽"。如王恒等报道杨秀惠治疗妊娠外感咳嗽的经验时，认为妊娠期妇女在特殊的生理状态下，因季节变化受到风寒、风热等外邪的侵袭而发妊娠外感子嗽。因孕妇腹中孕育胎儿，除普通外感六淫之邪的感冒咳嗽症状外，还兼有气机阻滞之证，治疗以解表与理气并行，兼顾安胎。聂玲辉等总结沈英森治疗妊娠咳嗽经验时说，沈教授根据前贤"温邪上受，首先犯肺"，及"凡病温者，始于上焦，在手少阴"的观点，认为妊娠咳嗽与温热之邪尤为相关。治疗应顺其肺性之势，提出"治肺三法"——清肺、润肺、宣肺。

　　关于妊娠感冒之咳嗽的中医治疗原则多遵循"治病安胎并举"的原则。常用方法为辨证分型论治或单方治疗。如罗春梅应用疏风解表，止咳安胎法治疗妊娠期外感咳嗽。何桂英、刘坚等总结临床心得认为，除外感咳嗽外，还可见脾肺气虚、肺寒痰饮等，用六君子汤加味及玉屏风散合小青龙汤加减，取得良好疗效。叶玲珍认为妊娠感冒咳嗽为阴虚邪侵，采用百合固金汤加减治疗，效果良好。高爱芝认为，妊娠期咳嗽无论外感还是内伤，均应考虑孕妇的体质特点，治宜养阴润肺为主。此外，张军丽、张敏等用止嗽散加减治疗阴虚肺燥型、痰火犯肺型妊娠咳嗽取得明显疗效。黄少雅、关棱、郑永霞的临床研究同样证实止嗽散加减治疗妊娠期感冒咳嗽疗效明确。

　　2. 西医学对妊娠感冒发病机理的认识

　　妊娠感冒相当于发生在妊娠阶段的上呼吸道感染。上呼吸道感染简称"上感"或"普通感冒"，是包括鼻腔、咽喉部急性炎症的总称。广义的上感不是一个疾病诊断，而是一组疾病，包括普通感冒、病毒性咽炎、喉炎、疱疹性咽炎、咽结膜热、细菌性咽－扁桃体炎。狭义的上感又称普通感冒，是最常见的急性上呼吸道感染性疾病。上感 70% ～ 80% 由病毒引起，另有 20% ～ 30% 由细菌引起。

各种导致全身或呼吸道局部防御功能降低的原因，如受凉、淋雨、气候突变、过度疲劳等使原来已存在于上呼吸道或从外界侵入的病毒或细菌迅速繁殖，从而诱发本病。

（二）诊治经验

1. 病因病机观

柴老将妊娠感冒定义为"子嗽"之外感咳嗽。对于病因病机的认识，秉承前人的观点。责之于肺，但随四时之气变更，五脏应之，皆能令人咳。正如《河间六书·咳嗽论》云："寒、温、燥、湿、风、火六气，皆令人咳嗽。"外感六淫之邪袭人。皮毛先受，皮毛应肺，邪入肺金，则肺失宣肃，壅遏不畅，上逆为咳。而沈金鳌在《妇科玉尺》说："妊娠咳嗽，名曰子嗽，此胎气为病，产后自愈，不必服药。然或因外感风寒，宜桔梗散；或因火盛乘金，宜兜铃散、百合散。是又不可不治者。"

妊娠感冒咳嗽之外感咳嗽的病因病机，虽然同于中医内科之咳嗽病，但是也有其特殊性。《女科经纶》引丹溪之言曰："胎前咳嗽，由津血聚养胎元，肺失濡润，又兼郁火上炎所致。"柴老认为妊娠感冒咳嗽的常见病因病机或为邪热伤肺，或为寒邪化热，灼肺伤津，肺失濡润，而发妊娠感冒咳嗽，关键病机为"阴虚肺热"。

2. 诊治原则

（1）诊断与鉴别诊断

中医妇科学是中西医结合最紧密的学科之一。对于本病的诊断及鉴别诊断基本沿用西医学的诊断标准。

［诊断］

病史：已明确诊断妊娠。患者或受凉淋雨，或接触感冒，或孕前有慢性咳嗽病史。

临床表现与体征：临床表现为起病较急，潜伏期 1 ～ 3 天。常见表现为喷嚏、鼻塞流涕，咳嗽有痰，咽干咽痛，低热不适，或轻微畏寒，头痛头胀等。体征为鼻腔黏膜充血、水肿、有分泌物；咽部充血。

辅助检查：血常规，病毒性感染时，白细胞计数多正常或偏低，淋巴细胞比例偏高；细菌感染时，白细胞计数多增多，伴有中性粒细胞增多或核左移现象。病原学检查，因病毒种类繁多，且明确类型对治疗无明显帮助，一般情况下，无需做此项检查。特殊情况下，需做细菌培养或病毒分离，或病毒血清学检查，确定病原体。

［鉴别诊断］

妊娠感冒，应该与以下疾病鉴别：过敏性鼻炎、流行性感冒及急性传染病，如麻疹、流行性出血热、流行性脑脊髓膜炎、脊髓灰质炎、伤寒或斑疹伤寒等。

（2）治疗原则

中医治疗原则，风寒者，疏风散寒，宣肺止咳；风热者，疏风清热，宣肺止咳；痰湿阻肺者，健脾化湿，理气止咳。同时，不忘"治病安胎"并举的原则。

西医治疗原则，包括对症治疗与对因治疗。前者，多以卧床休息、多饮水，保持室内空气流通。后者，选择抗生素治疗或抗病毒治疗，但要考虑妊娠用药的原则。

3. 柴老的诊疗思路

根据文献记载，子嗽包括外感咳嗽及内伤咳嗽，而妊娠感冒之咳嗽属于"子嗽"之外感咳嗽。主要病因病机为素体阴虚或者阳盛，孕后阴血聚于下以养胎元，阴血愈虚，加之紧张焦虑、饮食失节导致虚火上炎，灼伤肺金；或腠理不密，感受六淫之邪导致妊娠感冒的发生。常见证型有风寒、风热、痰湿阻肺三型。

妊娠感冒为妊娠期感受外邪之证，治疗应本着治病与安胎并举的原则，治宜祛邪兼宣肺、清肺、润肺。用药应避免过用温燥，寒凉滑利之品，以免伤及胎元。

妊娠感冒的辨证要点与内科无异，关键在于治疗原则的确立应考虑治病及尽最大限度保证胚胎或胎儿的安全，即"用药安全"问题。

对于妊娠感冒的西医学治疗，包括对症治疗与对因治疗。中医治疗主要以辨证论治为主。

柴老在前人辨证论治经验的基础上提出自己的学术观点。妊娠的生理状态为阴血聚于下濡养胎元，机体处于气血不足的状态，体虚易感受外邪，而发生疾病。叶天士在《温热论》云："温邪上受，首先犯肺……"提示外感六淫之邪入侵人体的途径以肺卫为主。临床症状以肺系较多，如咳嗽、恶寒发热、头痛、咽痛等。治疗原则与内科之外感咳嗽无异，但是遣方用药要考虑妊娠的生理特点及胚胎的因素。提出：①治病安胎并举。治病之药，轻清上浮，安胎之品，谨防滋腻。②治病须防药害。虽然疾病本身对胚胎的影响远远大于药物的潜在风险，但是应牢记妊娠用药没有绝对的安全药物，需要医生权衡利弊做出选择，除非特别需要，回避妊娠禁忌药；此外，还要关注现代药理研究，了解胎毒性药物的更新内容。③治病衰其大半而止。妊娠期孕妇的代谢状况较非孕期旺盛，肝肾等解毒器官的负担加重，对药物的耐受性也相对减低，因此需要防止过度用药引起的医源性损害。④注意交流，勇于担当，主张"小方"。由于临床医学的诸多不确定性，在许多情况下造成治疗之初无法准确地预测治疗结果，因此用药多采取"用药剂量尽量小""处方药味数尽量少""用药时间尽量短""治疗随访尽量勤"。

4.选方用药特色

遣方用药的原则不外乎分因论治，兼顾治病与安胎并举的原则，同时坚持中病即止。

柴老的选方原则仍然以辨证为纲领。提出如下治疗原则：清热，解表，安胎。根据兼夹症状随症加减。

任何妊娠期的用药均源于临床经验，是否会对胚胎有不良影响，不得而知。因此柴老在选药上提出：重视妊娠期用药的安全问题，不用妊娠禁忌药；关注现代药理研究，尽量回避有胚胎毒性的药物；中病即止。强调有是证用是方。

柴老治疗妊娠感冒的基本方剂

[基本方] 芦根30g，浙贝母6g，金银花12g，木蝴蝶3g，胖大海10g，黄芩10g，荷叶10g，莲须5g，女贞子15g，苎麻根6g。

[加减] 咳嗽痰多者：加桑白皮10g，桔梗5g；咽痛鼻塞：加金银花15g；暑热感冒：加藿香3g，去续断；发热无汗：加香薷3～4g。

[方解] 君药：芦根、苎麻根清热，解表，安胎。臣药：金银花、木蝴蝶、胖大海、浙贝母清热解毒，止咳利咽。佐药：荷叶、莲须、女贞子补肾清心，固冲安胎。

5.临证思辨心得

妊娠感冒相当于现代医学之"上呼吸道感染"及"普通感冒"。由于妊娠的特殊生理状态，出现中医内科不敢治，西医产科不愿治的尴尬局面。面对患者的需求，柴老没有因"自保"而退缩，从患者的需求考虑，临床耕耘探索，解决患者的燃眉之急。

柴老运用中医中药辨证治疗妊娠感冒取得良好的效果，并根据长期大量的临床实践，对"妊娠感冒"总结出规律性的治疗方法。

中医妇科学的辨证要点之一是类证鉴别。柴老对"妊娠感冒"的病证定位是"母病"或"母病及子"。前者是中医妇科治疗的重点和优势。因此在治疗中要充分考虑胚胎发育的问题，也就是治病安胎并举。而后者需要现代医学之围产保健及检查手段加以鉴别。这需要在治疗之初，与患者及家属进行充分交流。

柴老对"妊娠感冒"的病因病机研究也有独到之处，其病因为外感六淫之邪，常见病因以风、热、寒为主。由于妊娠之生理为"阴血不足"，故临床表现以"热"象为主，遵从"温病学派"的观点，提出"妊娠感冒"最常见病因病机是风热犯肺。这是对前人的理论的补充。提出"清热，解表，安胎"的治疗法则，总结出治疗妊娠感冒的"经验方"。

柴老在对妊娠感冒治疗的另一贡献是：强调"治疗不能过分寒凉"，提出过分寒凉可能影响胎儿的智力发育。因此"经验方"的药味多选轻清上浮之品。

柴老在运用中医中医药进行辨证论治的同时，还紧跟现代医学发展的步伐，强调"妊娠感冒"母体感染可能通过胎盘屏障波及胎儿，造成胎儿疾病，因此在治疗中强调运用现代医学的检查手段监测治疗效果及疾病的转归。

总之，柴老在对"妊娠感冒"的治疗中既借鉴前人的经验，又有自己的创新成果，还用现代医学检查手段证实治疗效果的可靠性，值得后学认真学习，加以发扬。

（三）验案剖析

妊娠感冒案

张某，38 岁。

初诊： 2017 年 9 月 17 日。

病史：末次月经 2017 年 8 月 6 日。于 9 月 10 日查尿 HCG（＋）。于次日抽血查血 HCG 104mIU/mL，明确诊断早孕。自昨天出现头痛、鼻塞、咽干咽痛、微咳、恶心、腰酸、纳食不香、大便如常。舌红，苔薄白；脉细滑偏数。

中医诊断：子嗽（风热犯肺）。

治法：清热，解表，安胎。

处方：芦根 15g，苎麻根 6g，木蝴蝶 3g，金银花 10g，黄芩炭 6g，浙贝母 6g，北沙参 10g，覆盆子 10g，椿皮 6g。5 剂。

嘱：药物不必尽服，症状缓解即可停药。

2017 年 9 月 25 日电话随访：患者诉 3 剂药后诸症缓解。B 超：宫内可见孕囊，胎芽胎心可见。

按：本例患者诊断明确，为妊娠期感冒。根据四诊资料可以辨证为风热犯肺。应用"经验方"加减治疗。方中北沙参既能补肺胃之阴，养阴清热，又能与诸补肾之品联用，以固护胎元。全方诸药不燥不腻，轻清上浮，体现柴老的治疗理念。

（四）温故知新

《陈素庵妇科补解》：妊娠咳嗽因感冒，寒邪伤于肺经，以致咳嗽而不已也。肺主气，外合皮毛，腠理不密则寒邪乘虚入肺。或昼甚夜安，或昼安夜甚；或有痰，或无痰，名曰子嗽，久则伤胎，宜紫菀汤。

《妇人大全良方》：夫肺感于寒，寒伤于肺，则成咳嗽也。所以然者，肺主气而外合皮毛，毛窍不密，则寒邪乘虚而入，故肺受之也。五脏六腑俱受气于肺，以其时感于寒而为嗽也。秋则肺受之，冬则肾受之，春则肝受之，夏则心受之。其诸脏嗽不已，则传于腑，妊娠病久不已，则伤胎也。

《医宗金鉴·妇科心法要诀》：妊娠咳嗽，谓之子嗽。嗽久每致伤胎。

有阴虚火动，痰饮上逆，有感冒风寒之不同。因痰饮者，二陈汤加枳壳、桔梗治之；因感冒风寒者，用桔梗汤，即紫苏叶、桔梗、麻黄、桑白皮、杏仁、赤茯苓、天冬、百合、川贝母、前胡也；若久咳，属阴虚，宜滋阴润肺以清润之，用麦味地黄汤治之。

六、妊娠小便淋痛

（一）病证概述

西医病名：妊娠合并泌尿系感染

妊娠小便淋痛是指妊娠期间出现以小便不畅，表现为尿频、尿急、淋沥涩痛等症的一种疾病，亦称"妊娠小便难"，俗称"子淋"。正如《陈素庵妇科补解》中记载："子淋者，便后点滴淋沥不止也，欲便则涩而不利，（似数非数），已便则时时淋沥。"形象描述了"妊娠小便淋痛"的主要临床表现。

妊娠小便淋痛之名首见于《金匮要略·妇人妊娠病脉证并治》，此书有"妊娠小便难"，并用"当归贝母苦参丸"主之的记载。而子淋之名则首见于《诸病源候论》。隋代巢元方在《诸病源候论·妇人妊娠诸候下》中说："淋者，肾虚膀胱湿热也。肾虚不能制水，则小便数也；膀胱热则水行涩，涩而且数，淋沥不宜。妊娠之人，胞系于肾，肾患虚热成淋，故谓子淋也。"

淋证的分类很多，常见的分类有：①按年龄分。子淋、老人淋、小儿淋。②按性别分。女子淋、男子淋。前者又根据不同的生理阶段分为类，孕期称"子淋"，产后称"产后淋"，平常妇女称"妇人杂病淋"。③按起病缓急分。暴淋、卒淋及久淋。④按体质分。虚淋、实淋、劳淋、气淋、虚人淋等。⑤按小便质地分。脓淋、肉淋、血淋、痰淋、膏淋、砂淋、石淋等。⑥按伴随症状分。寒淋、热淋、冷淋等。⑦按病因分。酒淋、小儿五疳淋、痘疹成淋、下痢成淋、气滞成淋、客热成淋、感湿成淋、死血成淋、花柳毒淋等。

妊娠小便淋痛相当于现代医学之妊娠合并泌尿系感染（包括尿道炎、膀胱炎、肾盂肾炎等）。

1. 中医学对妊娠小便淋痛病因病机的认识

（1）妊娠小便淋痛的病因病机源流

妊娠小便淋痛是中医学之"淋证"的一种。病因病机同中医内科之"淋证"。王肯堂细审《内经》理论，概括为："大纲有二，曰湿，曰热。谓太阴作初气，病中热胀，脾受积湿之气，小便黄赤，甚则淋少阴作二气，风火邪于上，主热，其病淋。"认为病因主要为外感六淫之邪，邪气性质为湿为热。历代医家在《内经》的基础上，不断完善。纵观古籍，淋证的病因不外乎外感、内伤、饮食、情志、房事等。常见的病因如下。

①感热生淋。《素问·至真要大论》提出："诸转反戾，水液浑浊，皆属于热。"奠定从热论淋的理论基础。此后历代医家不断对理论加以补充。如《金匮要略·五脏风寒积聚病脉证并治》中说："热在下焦者，则血尿，亦令淋秘不通。"明确病位在下焦。隋代《诸病源候论·淋病诸候》进一步明确指出："诸淋者，由肾虚膀胱热故也。"至金元，诸医家论述颇多。如刘完素在《素问玄机原病式》中说："淋，小便涩痛也。热客膀胱，郁结不能渗泄故也……"《丹溪心法·淋》也说："淋有五，皆属乎热。"《景岳全书·淋浊》记载："……然淋之初病，则无不由乎热剧，无容辨矣……"此外，七情化火可生淋，如《医学入门·淋》云："内因七情，心肾气郁，小肠膀胱不利，或忿怒房劳忍溺……初则热淋血淋……"

②感湿生淋。早在春秋战国时期，人们就发现淋证的发生与湿邪有关。《素问·六元正纪大论》云："凡此阳明司天之政……初之气，地气

迁，阴始凝，气始肃，水乃冰，寒雨化，其病中热胀，面目浮肿……小便黄赤，甚则淋。"张介宾对此段经文的解释是："主气风，客气湿。风为阳，湿为阴。风湿为患，脾肾受伤，故为此诸病。"清代陈士铎《辨证录·淋证》中说："人有感湿气而成淋者，其症下身重，溺管不通……"

③饮食不当，湿热成淋。如《外台秘要·诸淋》记载："若饮食不节，喜怒不时，虚实不调，则脏腑不和，致肾气虚而膀胱热也。"《医学正传·淋闭》更具体论述道："原其为病之由，皆膏粱之味，湿热之物，或烧酒炙肉之类，郁遏成痰，以致脾土受害乏力，不能运化精微，清浊相混，故使肺金无助，而水道不清，渐成淋闭之候。"《女科正宗》也说："若孕妇酒色不节，内伤胞门，或饮食积，水道闭涩。"而明代万全在《广嗣纪要》中根据妊娠的生理状况，提出了更具体的解释："子淋之病，须分二症：一则妊母自病，一则子为母病。然妊母自病，又分二症：或服食辛燥，因生内热者，或自汗自利，津液燥者。其子为母病，亦分二症：或胎气热壅者，或胎形迫塞者。"

《内经》云："正气存内，邪不可干；邪之所凑，其气必虚。"说明疾病的发生与机体的生理状况有关。因此脏腑功能失调，导致湿热下注而成淋证。五脏六腑生理相关，病理相因，在疾病的发生发展过程中相互影响。如《中藏经》记载淋证是一种"五脏不通，六腑不和，三焦痞涩，营卫耗失"的病机复杂的疾病。

①心火下移小肠而致病。王肯堂在《证治准绳》中说："盖五脏六腑十二经脉气皆相通移，是故太阳主表，上行则统诸阳之气，下行则入膀胱……凡有热则水液皆热，转输下行，然后膀胱得之而热矣。且小肠是心之腑，主热者也。其水必自小肠渗入膀胱中。诸热应于心者，其小肠必热，胞受其热，《经》谓胞移热于膀胱者，则癃溺血是也。"《证治要诀》则说："劳心过度，火不得其养，小肠为心之腑，脏病而腑与俱病。"叶天士在《临证指南医案·淋浊》中云："心热下移于小肠，则为淋浊。"

②肾虚膀胱热而致病。隋代巢元方在《诸病源候论》中对淋证的发病机理做了精辟的论述。指出"诸淋者，由肾虚膀胱热故也"；又云："若饮食不节，喜怒不时，虚实不调，脏腑不和，致肾虚膀胱热，肾虚则小便数，膀胱热则水下涩，数而且涩，则淋沥不宣，故谓之为淋。"《女科精要》云："由气血聚养胎元，不及敷荣渗道，遂使膀胱郁热。"强调子淋的发生与妊娠期气血养胎的生理状况有关。

③肝经湿热而致病。情志不疏，肝郁化热，湿与热合，下注膀胱，淋证生矣。如张从正在《儒门事亲》中引用《内经》理论，云："《灵枢》言足厥阴肝之经，病遗溺，闭癃。"《类证治裁·淋浊论治》也有"淋出溺窍，病在肝胆"之说。明代孙文胤在《丹台玉案》中记载："娠妊受湿，渗于膀胱，积热不行。"

④心肾不交积热致病。古代医家也注意到心肾不交也是淋证的病机之一。《景岳全书·淋闭》云："淋之为病，小便痛涩淋沥……大抵此证多由心肾不交，积蕴热毒……"《医学正传·淋闭》则说："或谓用心太过，房劳无节，以致心肾不交，水火无制，清阳不升，浊阴不降，而成天地不交之否。"《沈氏女科辑要笺正》也强调："妊妇得此，是阴虚热炽，津液耗伤者为多，不比寻常淋痛，皆由膀胱湿热郁结也。"

（2）现代医家对妊娠小便淋痛的研究

现代医家在前人发现的基础上，对妊娠小便淋痛进行进一步研究。其研究的重点在于"妊娠小便淋痛"的辨证论治及古方疗效验证，或根据古方化裁辨证论治等方面。

关于妊娠小便淋痛的病因病机研究，基本延续前人的观点，加以完善。较为公认的观点是：子淋之证，虽多属热，但以虚证多见，所谓"肾虚膀胱热也"，即或实证，也多本虚标实，其治与一般淋证不同，尚须顾及胎元。如黄新凯等认为妊娠小便淋痛的主要病机为膀胱积热，气化失常。应用具有清热通淋作用的利尿合剂（白花蛇舌草、金沙藤、珍珠草、

紫珠草、蒲公英等）治疗 52 例患者，治愈率为 88%。郑抗美认为妊娠小
便淋痛的病机为孕后阴血与肾精聚下养胎，致使阴血虚弱，肾精亏虚；或
阴不上乘，心火偏亢，移热小肠，传入膀胱；或阴虚火旺，移热膀胱所
致。根据《沈氏女科辑要笺正》之 "子淋汤" 化裁治疗，同时注意安胎。
赵光祚认为肾虚积热，膀胱湿热下注，气化失司为妊娠小便淋痛的主要病
机，应用白头翁汤加味治疗子淋 40 例，总有效率达 95%。

2. 西医学对妊娠小便淋痛发病机理的认识

中医学之妊娠小便淋痛相当于西医学之妊娠期泌尿系感染（包括尿道
炎、膀胱炎、肾盂肾炎等）。妊娠期泌尿系感染分为无症状性细菌尿和症
状性尿路感染。妊娠期泌尿系感染在孕妇中的发生率为 2%～7%，妊娠并
不增加细菌尿的发生率。但是已有无症状性细菌尿者在妊娠期发生症状性
尿路感染机率增加，将有 25%～40% 发生膀胱炎或肾盂肾炎。因此孕妇
的无症状性细菌尿需要治疗，90% 的病原菌属革兰氏阴性杆菌，通常是大
肠杆菌。

症状性尿路感染在孕妇中的发病率为 1%～2%。其中，急性肾盂肾炎
是妊娠期最常见的泌尿系合并症，多因上行性感染所致，也可通过淋巴及
血行感染，偶由肾周围组织感染直接蔓延而来。其发病机制如下：①妊娠
子宫机械压迫，肾盂、输尿管扩张；②孕激素作用于输尿管壁，使其肌张
力下降，蠕动减弱、减慢；③肾糖阈降低，尿液中葡萄糖、氨基酸含量增
高，细菌易于滋生；④产时、产后导尿、留置尿管等手术操作增加细菌感
染机会；⑤输尿管内有尿液逆流（反流现象）；⑥分娩时，膀胱底部受到
牵拉和创伤，产褥早期膀胱对张力的敏感性降低，因而易出现过度充盈，
排尿不完全使残余尿增多，为细菌在膀胱的繁殖创造条件。

妊娠期急性肾盂肾炎有时很严重，约 15% 的肾盂肾炎并发菌血症，与
非孕期比更易发生中毒性休克，甚至出现成人呼吸窘迫综合征，威胁母、

胎生命安全，也可引起肝脏、血液方面的异常。而且在妊娠期可引起明显的一过性肾小球滤过率下降。

（二）诊治经验

1.病因病机观

柴老在借鉴前人对"子淋"研究经验的基础上，通过长期的临床研究及大量的病案积累，潜心研究、探索规律，突出自己的学术观点。

首先，柴老在疾病治疗的范畴上，认为中医治疗的优势在"急性尿道炎"上；其次，在妊娠小便淋痛的病因病机上，秉承前人的观点，认为妊娠阴血聚下养胎元，机体御邪能力相对虚弱，若摄生不慎，洗浴用具不洁，湿热之邪内侵，盘踞下焦，导致膀胱气化失司，遂发本病。其病因正如《普济方》所说："忍缩小便，或喜食煎炒，或胞胎为热所迫"，病机如《丹台玉案》中指出："娠妊受湿，渗于膀胱，积热不行。"

总之，妊娠小便淋痛的关键病机是"湿热内蕴"。

2.诊治原则

（1）诊断与鉴别诊断

中医妇科学是中西医结合最紧密的学科之一。对于本病的诊断及鉴别诊断基本沿用西医学的诊断标准。

[诊断]

病史：已明确诊断妊娠。或有摄生不慎，感受外邪；或孕前有尿频、尿急、尿痛病史或有不洁性生活史。

临床表现：妊娠期间，尿频、尿急、尿痛，或小便频数淋沥，或伴有小腹坠胀，或腰部酸痛。

辅助检查：尿常规检查可见白细胞、红细胞或少量蛋白。

[鉴别诊断]

妊娠小便淋痛，应与以下疾病鉴别：妊娠期急性尿潴留、妊娠遗尿、肾小球肾炎、肾结核、肾结石等。

（2）治疗原则

中医治疗原则，《丹溪治法心要》提出子淋"皆属热，解热利小便为主""肾虚极而淋者，当补肾精及利小便"。《盘珠集胎产证治》则说："气血养胎不及，宜通渗道，遂使膀胱郁热不化而为淋，法当养血为主，兼利小便。"总之，以清热利小便为主要治疗原则，又根据不同病因病机临证加减，同时防"重剂伤胎"。

西医治疗原则，妊娠期泌尿系感染可适当用抗生素治疗。抗生素的选择既要保证疗效，又要保护孕妇及胚胎／胎儿的安全。可应用的药物包括青霉素类和头孢菌素类、红霉素及林可霉素类。同时加强孕期保健，鼓励孕期患者多左侧卧位以利尿液引流，并注意外阴卫生，积极筛查并治疗无症状性细菌尿是主要的预防措施。

3. 柴老的诊疗思路

根据文献记载，妊娠小便淋痛的原因不外乎妊母自病及子为母病两端。前者或因阴血聚下以养胎元，机体气血虚弱，加之饮食失节，嗜食辛辣；或摄生失宜，房事不节，导致内热炽盛，热移膀胱，或外邪直入膀胱，导致本病发生。后者包括胎气热壅及胞胎阻塞导致膀胱气化失司，发为本病。常见证型为：阴虚津亏、心火偏亢及湿热下注三型。

妊娠小便淋痛为妊娠期常见病证之一。较为公认的病机为肾虚膀胱有热。治疗上应以清润为主，实热者，当以清热通淋为主，虚热者，宜以养阴清热为主。用药应避免过用苦寒通利之品，以免伤及胎元。

妊娠小便淋痛的辨证要点与内科类似，但是要考虑妊娠期孕妇阴血相对不足的特殊生理状况，关键在于治疗原则的确立应考虑治病及尽最大限度保证胚胎或胎儿的安全，即"用药安全"问题。

对于妊娠小便淋痛的西医学治疗，主要是抗生素治疗。中医治疗主要以辨证论治为主。

柴老在前人辨证论治经验的基础上提出自己的学术观点。妊娠的生理状态为阴血聚于下濡养胎元，机体处于气血不足的状态，体虚易感受外邪而发生疾病。柴老强调"外邪致病"的学术观点，提出妊娠的生理状态是疾病发生的辅助条件，感邪是发病的根本原因。在诸多的致病因素中，柴老认为"热"与"湿"为主，关键病机为"湿热内蕴"。在攻邪的同时，考虑病位在阴器的特点，因"厥阴绕阴器"，故遵从《伤寒论》中芍药甘草汤的方义遣方用药。柴老对《伤寒论》中芍药甘草汤方证的理解是伤寒误治造成阴血损伤，导致出现"挛急"之症，而肝是藏血之脏，妊娠阴血聚下养胎，机体处于血虚状态。由于肝经绕阴器，在"阴器"部位发生的"挛急"之症，可以按照芍药甘草汤方证治疗。正如《女科经纶·胎前证》中介绍子淋时，萧慎斋在按语中说："……胎前有小便淋涩之证也。淋有五，丹溪一主于热，若妊娠淋病。《产宝》《良方》以虚热郁热，属之膀胱。立斋又推原肝经有湿热、虚热之别。正以膀胱为藏溺之器，而出溺之窍，则为足厥阴不分。故欲清膀胱之热者，必兼疏厥阴之气也。"因此在清热通淋的同时，加用具有缓急止痉挛的药物。

柴老时时强调鉴别诊断的重要性。强调"子淋"与"转胞"的鉴别。对于后者，现代医学有简单快捷的治疗方法——导尿治疗，可以及时缓解症状，中医药可在善后治疗上发挥作用，此善后治疗可按"子淋"论治。

对于妊娠小便淋痛的治疗，不能症状消失即停药，应结合尿常规的检查结果来决定治疗周期的长短。

4. 选方用药特色

遣方用药的原则不外乎分因论治，兼顾治病与安胎并举的原则，同时注意治疗周期的长短要根据临床实验室检查的结果而定，尽量做到"除恶务尽"。

柴老有深厚的中医理论功底，特别是对《伤寒论》理论的理解与应用有独到之处。在治疗妊娠小便淋痛时就参照《伤寒论》中对芍药甘草汤证的理解化裁。在《伤寒论》中的芍药甘草汤，虽然是用于太阳病之变证，但是只要符合芍药甘草汤的"挛急"脉证均可应用，即因血虚引起的挛痛均可应用。柴老在选方时更重视"法"，取其方义。虽然现代药理研究认为白芍药对疼痛中枢和脊髓性反射弧的兴奋有镇静作用，但是妊娠小便淋痛毕竟是邪实之证，故不用酸敛的白芍药。赤芍药虽有散性，但因其走血分，在妊娠期尽量不用，也体现治病防害胎的原则。

柴老的选方原则仍然以辨证为纲领。提出如下治疗原则：清热，通淋，缓急，安胎。根据兼夹症状随症加减。

任何妊娠期的用药均源于临床经验，是否会对胚胎有不良影响不得而知。因此柴老在选药上提出：重视妊娠期用药的安全问题，不用妊娠禁忌药；关注现代药理研究，尽量回避有胚胎毒性的药物。强调有是证用是方。

柴老治疗妊娠小便淋痛的基本方剂

［急性期（癃闭）的基本方］柴胡 5g，金银花 15g，石韦 6g，竹叶 10g，土茯苓 30g，百合 10g，生草梢 10g，苎麻根 6～10g，泽泻 6g，蒲公英 6g，白头翁 10g。

［加减］慢性期（尿痛）：加沙参 20g，夏枯草 10g，当归 6g，香附 5g。

［辨证］湿热内蕴。

［治则］清热除湿，安胎利尿。

［方解］君药：生草梢、石韦清热通淋，缓急止痛。臣药：金银花、竹叶、土茯苓、泽泻、蒲公英、白头翁清热解毒，利尿通淋。现代药理研

究认为，白头翁对大肠杆菌有抑制作用。佐药：百合、苎麻根养阴清热，缓急止痛。使药：柴胡具有疏肝利胆、理气解郁、散火作用，因柴胡入肝经，肝经绕阴器，故柴老以此药为使，引诸药直达病所。

附

《伤寒论》芍药甘草汤

组成：芍药 12g，甘草 12g。

主治：津液受损，阴血不足，筋脉失濡所致诸症。

［禁忌］虚寒者不宜用。

各家论述

《注解伤寒论》："芍药白补而赤泻，白收而赤散也。酸以收之，甘以缓之，酸甘相合，用补阴血。"

《医方集解》："此足太阴、阳明药也，气血不和，故腹痛。白芍酸收而苦涩，能行营气；炙甘草温散而甘缓，能和逆气；又痛为木盛克土，白芍能泻肝，甘草能缓肝和脾也。"

5.临证思辨心得

妊娠小便淋痛相当于现代医学之"妊娠合并泌尿系感染"。由于妊娠的特殊生理状态，出现中医内科不敢治，西医产科必须治，患者担心抗生素副作用的尴尬局面。面对患者的需求，柴老没有因"自保"而退缩，从患者的需求考虑，临床耕耘探索，解决患者的燃眉之急。

柴老运用中医中药辨证治疗妊娠小便淋痛取得良好的效果。并根据长期大量的临床实践，对"妊娠小便淋痛"总结出规律性的治疗方法。

中医妇科学的辨证要点之一是类证鉴别。柴老对"妊娠小便淋痛"的病证定位是"母病"或"母病及子"；对于因胞宫随胎增大引起的小便不得溺的"转胞"证相鉴别。前者是中医妇科治疗的重点和优势。因此，在治疗中要充分考虑胚胎发育的问题，也就是治病安胎并举，而后者需要导尿治疗。因此运用现代医学之检查手段加以鉴别，这需要在治疗之初，与患者及家属进行充分交流。

柴老对"妊娠小便淋痛"的病因病机研究也有独到之处，其病因为外邪入侵，常见病因以热、湿为主。由于妊娠之生理为"阴血不足"，故临床表现以"热""痛""涩"为主，除遵从中医学辨证论治的观点，柴老提出"妊娠小便淋痛"最常见病因病机是湿热内蕴，这是对前人的理论的补充，故提出"清热除湿，安胎利尿"的治疗法则，总结出治疗妊娠小便淋痛的"经验方"。

柴老在对妊娠小便淋痛治疗的另一贡献是：强调"尊古而不泥古"的学术观点，将《伤寒论》之芍药甘草汤证的治疗思想引入妊娠小便淋痛的治疗中，扩大了其治疗范围。

柴老在运用中医中医药进行辨证论治的同时，还紧跟现代医学发展的步伐，赞同"妊娠期无症状菌尿也需治疗"的学术观点，强调"妊娠小便淋痛"治疗周期的长短取决于尿常规的阴转，而不是临床症状消失。即在治疗中强调运用现代医学的检查手段监测治疗效果及疾病的转归。

总之，柴老在对"妊娠小便淋痛"的治疗中既借鉴前人的经验，又有自己的创新成果，还有现代医学的检查手段证实治疗效果的可靠性，值得后学认真学习，加以发扬。

（三）温故知新

《产科心法》：肾开窍于二阴，与膀胱为表里，热则小便淋沥，甚者心烦闷乱，用子淋散主之。如肾虚不能司化，用六味汤加车前子或加知柏治之。又安荣散、葵子汤皆可选用。

《妇人大全良方》：夫淋者，由肾虚膀胱热也，肾虚不能制水，则小便频数，膀胱热，则小便行涩而数不宣。妊娠之人，胞系于肾，肾间虚热而或淋，疾甚者心烦意乱故谓之子淋。

《陈素庵妇科补解》：妊娠胞系于肾，淋久不止，肾水亏损，小肠为心之腑，水火不交必心神烦闷，口干咽燥，以致动胎。

《沈氏女科辑要笺正》：小便频数，不爽且痛乃谓之淋。妊妇得此，是阴虚热炽，津液耗伤者为多，不比寻常淋痛，皆由膀胱湿热郁结也。故非一味苦寒胜湿，淡渗利水可治。转胞亦是小溲频数，不能畅达，但不必热，不必痛，则胎长而压塞膀胱之旁，府气不得自如，故宜归、芎之升举。窃谓此证与子悬，正是两两对峙，彼为胎元之太升，此是胎元之太降。惟子淋与转胞，必不可竟认作同是一病。

七、妊娠腹泻

（一）病证概述

西医病名：妊娠合并急性胃肠炎、妊娠合并肠易激综合征

妊娠腹泻是指妊娠期间由于饮食不节或感受外邪引起的以大便次数增多、粪便稀薄，或完谷不化，甚至注泻如水，伴有腹痛、呕吐等为主症的病证。与中医内科之"泄泻"病因病机相似，但是由于妊娠的特殊生理特点，治疗与内科稍有差异，故可按照中医内科之"泄泻"的研究脉络展开。中医妇科学虽无"妊娠腹泻"之病名，就其症状与"妊娠泄泻"相同，病因病机类似，故可借鉴"妊娠泄泻"，亦可参照中医内科之"泄泻"。

早期中医古籍中并无"泄泻"之名，但相关内容已经出现。马王堆帛书《阴阳十一脉灸经》甲本即有"泄泻"的相关内容。《内经》时期，所言诸泄，涵盖内容全面，除无"泄泻"之名外，涵盖大部分泄泻相关的病名：濡泄、飧泄、鹜泄、洞泄、后泄、遗矢等。《伤寒论》将泄泻与痢疾统称为"下利"。泄泻之名首见于《三因极一病证方论》，并作为专篇病

证。《丹台玉案》也说："泄者如水之泄也，势犹舒缓。泻者，势直以下，微有不同而其病则一，故总名之曰泄泻。"总之泄泻作为中医病名，病证发于《内经》，病名立于宋代，病治渐详于金元、明清。

"妊娠泄泻"之名首见于虞抟的《医学正传》，列有"妊娠泄泻""产后泄泻利"专篇论述。薛己在《校注妇人良方》中详列妇人泄泻、妊娠泄泻、遗粪、大小肠交等证。

中医学之"泄泻"，就其临床表现而言，相当于现代医学之急性胃肠炎、肠易激综合征或胃肠功能紊乱等，但是"妊娠泄泻"的范围，仅限于伤食腹泻及急性胃肠炎。

1. 中医学对妊娠腹泻病因病机的认识

（1）妊娠腹泻的病因病机源流

妊娠腹泻是指中医学之发生在妊娠期间的"泄泻"的一种，病因病机同中医内科之"泄泻"。早在《内经》时期就对泄泻的病因病机做了较为完整的阐述，为后世医家对本证的论治奠定了理论基础。从外邪而论，以寒、风、热、湿多见；从脏腑角度而论，强调脾胃、大小肠与泄泻的关系。此外，还从饮食、情志立论，分析泄泻的病因病机。具体如下。

①感受外邪。对于外邪致病《内经》论述颇多，检其要者录之。如《素问·举痛论》云："寒气客于小肠，小肠不得成聚，故后泄腹痛矣。"《灵枢·百病始生》也记载："多寒则肠鸣飧泄，食不化"；还说"多热则溏出糜，留而不去。"《素问·阴阳应象大论》曰："湿盛则濡泄。"强调诸邪中因寒热湿致泄泻较常见。《难经》云："湿多成五泄。"陈修园在《医学从众录》中言："泄泻病因湿盛来。""泄泻之症有五，而总不离于湿。"丹溪也强调因湿致病，《金匮钩玄》中说："泄泻者，水湿所为也，由湿本土，土乃脾胃之气也。得此证者，或因于内伤，或感于外邪，皆能动乎脾湿。脾病则升举之气下陷，湿变注并出大肠之道，以胃与大肠同乎阳明一

经也。"虞抟在《医学正传》中说："风寒湿热皆能令人泄泻，但湿热良多而风寒差少耳。"金代张从正则认为痰饮致病，在《儒门事亲》中记载："因隆暑津液焦涸，喜饮寒水，本欲止渴，乘快过多，逸而不动，亦为留饮……久则成痰……下人大肠则为泻。"明代楼英提出"运气致病说"，在《医学纲目·泄泻》提及："运气泄泻有六：一曰土助脾湿，盛而泄泻；二曰风木攻脾，虚而泄泻；三曰热泄；四曰寒泄；五曰热中寒中泄；六曰燥泄。"

②脏腑功能失调。五脏六腑皆可令人泄，脏腑功能失调与泄泻的发生密切相关，强调脾胃与大小肠功能失调在诸因中的致病特点始于《内经》。如《素问·脏气法时论》云："脾病者……虚则腹满肠鸣，飧泄食不化，取其经，太阴阳明少阴血者。"张景岳也说："脾胃为表里，故当取足太阴阳明之经……脾主湿，肾主水，水能助湿伤脾，故当取少阴之血，以泄实寒。"即脾虚致病。《景岳全书·泄泻》则说："若饮食失节，起居不时，以致脾胃受伤，则水反为湿，谷反为滞，精华之气不能输化，乃至合污下降而泄痢作矣。""泄泻之本，无不由脾胃。"《素问·宣明五气》记载："五气所病……大小肠为泄"。《灵枢·师传》说："肠中热，则出黄如糜……肠中寒，则肠鸣飧泄；胃中寒，肠中热，则胀而且泄。"提出大小肠病因说。李东垣在《脾胃论》说："形体劳役则脾病，脾病则怠惰嗜卧，四肢不收，大便泄泻。脾既病，则其胃不能独行津液，故也从其病焉。"而《医宗金鉴》提出："胃主消化水谷，小肠主盛受消化，心脾之热下移小肠胃腑，则运化之职失矣，故下注泄泻也。"《冯氏锦囊秘录》则说："泄泻而属脾胃者，人固知之矣。然门户束要肝之气也。守司于下，肾之气也。若肝肾气实，则能闭束而不泄泻，虚则闭束失职，而无禁固之权矣。"张璐在《张氏医通》中云："肾脏真阳虚则水邪盛，水气内溢，必渍脾而为泄泻。"喻嘉言在强调肺对泄泻发生的影响时云："……但在肺，则为咳嗽，在大肠，则飧泄。所谓肺移热于大肠，久为肠澼者也。但使肺热，不传于大肠，则

飧泄自止。"

③饮食情志因素。饮食情志致病说，也首见于《内经》。如《素问·太阴阳明论》说："饮食不节，起居不时，则阴受之……阴受之则入五脏……入五脏则膜满闭塞，下为飧泄，久为肠澼。"《素问·痹论》："饮食自倍，肠胃乃伤。"而《素问·举痛论》记载："怒则气逆，甚则呕血及飧泄，故气上矣。"《素问·调经论》也说："志有余则腹胀飧泄，不足则厥。"宋代陈无择说："喜则散，怒则激，忧则聚，惊则动，脏气隔绝，精神夺散，以致溏泄。"《景岳全书·泄泻》："凡遇怒气便作泄泻者，必先怒时挟食，致伤脾胃，故但有所犯，即随触而发。"

对于妊娠泄泻，萧慎斋在《女科经纶·胎前证下》中说："妊娠泄泻，必原其由。大抵不外脾肾二脏虚者居多。夫血统于脾，血壅胎元，则脾阴虚而食不运化，水谷难消而作泻。胎系于肾，肾气弱，命门火衰，胎窃其气以拥护，而肾间之阳不能上蒸脾土，则为泻。此妊娠泄泻之由也。虽其间不无风寒暑湿之外感，饮食生冷之内伤，而属于脾肾有亏者，其本也。""泄泻之证多因，有内外之合邪，有虚实之不同，况胎前泄泻，尤宜审因详证。"

总之，泄泻的病因病机在《内经》的理论基础之上，历代医家不断加以完善，形成了较完整的理论体系。

（2）现代医家对妊娠腹泻的研究

现代医家在前人发现的基础上，对妊娠腹泻病进行进一步研究。主要借鉴中医内科学之"泄泻"的研究成果。其研究的重点在于妊娠腹泻病的辨证论治上。如陈受美应用葛根芩连汤加味治疗妊娠泄泻30例，取得了痊愈25例，显效4例的治疗效果。此外，对于本病的治疗限于验案报道上，如李青义报道了应用理中汤加味治疗2例妊娠泄泻的验案；理萍应用半夏泻心汤治疗1例妊娠腹泻病例。

2.西医学对妊娠腹泻发病机理的认识

中医学之妊娠腹泻相当于西医学之孕期腹泻。由于妊娠期孕妇体内激素的变化，胃排空时间延长，小肠蠕动减弱，极易受外界因素影响而发生腹泻。

常见病因包括以下 3 种。①感染因素：细菌、病毒，经消化道感染；②饮食因素：不良饮食习惯，如饮食过于油腻等，或误食变质食物，或对某种食物过敏等；③合并其他慢性疾病：如慢性结肠炎、甲状腺疾病、结核病等。

对于不同原因引起的腹泻要区别对待，以祛除病因为主。

（二）诊治经验

1.病因病机观

柴老在借鉴前人对"妊娠泄泻"的研究经验的基础上，通过长期的临床研究及大量的病案积累，潜心研究、探索规律，突出自己的学术观点。

首先，柴老在疾病治疗的范畴上，认为中医治疗的优势在伤食引起的"泄泻"及感邪引起"泄泻"上；其次，在妊娠腹泻的病因病机上，秉承前人的观点，认为妊娠阴血聚下养胎元，脾气愈虚，机体御邪能力相对虚弱，若摄生不慎，饮食不节，暴饮暴食，或误食腐败食物，损伤脾胃，湿热之邪盘踞中焦，脾失健运，升降失调，水谷不化，清浊不分，混杂而下，遂发本病。其病因正如李东垣在《脾胃论·脾胃损在调饮食适寒温》云："肠胃为市，无物不受，若风、寒、暑、湿、燥，气偏盛亦能损害脾胃……"《丹溪心法·泄泻》也说"泄泻有湿、火、气虚、痰积、食积"之分。病机如张景岳在《景岳全书·杂证谟》所说："泄泻之本，无不由于脾胃。盖为水谷之海，而脾主运化，使脾健胃和，则水谷腐熟，而化气化血，以行营卫。若饮食失节，起居不时，以致脾胃受伤，则水反为湿，谷反为滞，精华之气不能输，乃致合污下降，而泻利作矣。"

总之，妊娠腹泻的关键病机是"脾气虚弱，湿热内蕴"。

2. 诊治原则

（1）诊断与鉴别诊断

中医妇科学是中西医结合最紧密的学科之一。对于本病的诊断及鉴别诊断基本沿用西医学的诊断标准。

［诊断］

病史：明确妊娠，发病前有不节饮食（水）和（或）与腹泻的人或动物接触史。

临床表现：每日大便次数 ≥ 3 次，粪便性状异常，可为稀便、水样便、黏液便等，可伴有恶心呕吐，腹痛发热，食欲不振等。

实验室检查：粪便常规检查，粪便性状异常，可为稀便、水样便、黏液便等；镜检可见少量或无红、白细胞。病原检查，从排泄物中可查出致病菌。

［鉴别诊断］

妊娠腹泻，应该与以下疾病鉴别：霍乱、伤寒、副伤寒、阿米巴痢疾等。

（2）治疗原则

中医治疗原则，《妇人大全良方·妊娠泄泻方论第一》提出："凡治泄，先须理中焦，如理中汤、丸是也。次即分利水谷，如五苓散是也。治中不效，然后断下，即用禹余粮、赤石脂是也。"总之，以健脾化湿，分清利浊为主要治疗原则，正如朱丹溪的《平治荟萃·泄》云："故凡泄泻之药，多用淡渗之剂利之。"又根据不同病因病机临证加减。同时，防"重剂伤胎"。

西医治疗原则，对于非感染性腹泻，适当补液；对于感染性腹泻，可选用抗生素治疗。抗生素的选择既要保证疗效，又要保护孕妇及胚胎／胎儿的安全。可应用的药物包括头孢菌素类和红霉素。

3. 柴老的诊疗思路

根据文献记载，妊娠腹泻的原因不外乎感受外邪、脏腑功能失调及饮食情志失节诸因。主要病机为阴血聚下以养胎元，机体气血虚弱，加之感受外邪或饮食失节，或脾胃虚弱，水湿不化，下注大肠而发泄泻。常见证型为：肝郁脾虚、脾胃虚弱、湿热蕴结及脾肾阳虚四型。

妊娠腹泻为妊娠期常见病证之一，较为公认的病机为脾虚湿盛，兼感外邪。治疗上应以健脾化湿，分清利浊为主。用药应避免过用辛燥通利之品，以免伤及胎元。

妊娠腹泻的辨证要点与内科类似，但是要考虑妊娠期孕妇阴血相对不足的特殊生理状况，关键在于治疗原则的确立应考虑治病及尽最大限度保证胚胎或胎儿的安全，即"用药安全"问题。

对于妊娠腹泻的西医学治疗，对于非感染性腹泻，多选择期待疗法，暂不用药，饮食调理；严重者，适当补液；对于感染性腹泻，主要是抗生素治疗，适当补液。中医治疗主要以辨证论治为主。在临证实践中，应权衡利弊参照使用。

柴老在前人辨证论治经验的基础上提出自己的学术观点。妊娠的生理状态为阴血聚于下濡养胎元，机体处于气血不足的状态，体虚易感受外邪而发生疾病。柴老强调"外邪致病"的学术观点，外邪包括六淫之邪及暴饮伤食两类。提出妊娠的生理状态，导致脾胃处于"过劳"状态——脾虚是疾病发生的辅助条件，感邪是发病的根本原因。在诸多的致病因素中，柴老认为以"热湿"与"伤食"为主，关键病机为"脾气虚弱，湿热内蕴"。在治疗上遵从《内经》的理论，即"正气存内，邪不可干""邪之所凑，其气必虚"，提出"扶正祛邪"治妊娠腹泻的方法，但是妊娠腹泻毕竟有邪实的一面，故在用药中要考虑扶正不留邪，攻邪勿碍胎的原则。

柴老在治疗中还强调，不仅仅要严密观察临床症状的变化，还要注意实验室检查结果，做好鉴别诊断，中医治疗之妊娠腹泻的范围限定在急性肠炎更为妥当，治疗之初，应除外"肠道传染病"的存在，对于严重病例采用中西医结合治疗更安全。

4.选方用药特色

遣方用药的原则不外乎分因论治，兼顾治病与安胎并举的原则，同时注意治疗周期的长短要根据临床症状的改善及实验室检查的结果而定。

柴老不但有深厚的中医理论功底，对于西医学的研究进展也捻熟于心。在遣方用药时，柴老不但要考虑中医学的辨证论治原则，还要注意药物间的配合；亦重视中药成分现代药理研究进展。如现代药理研究发现白头翁水提取液具有广谱高效的抑菌作用，其对大肠杆菌、金黄葡萄球菌、枯草杆菌均有抑制作用，因此在众多走肠胃的清热解毒药中，选择白头翁为君药。

柴老的选方原则仍然以辨证为纲领。提出如下治疗原则：健脾养胃以扶正气，清热化湿以止泄泻，兼以安胎。根据兼夹症状随症加减。

任何妊娠期的用药均源于临床经验，是否会对胚胎有不良影响，不得而知。因此，柴老在选药上提出：重视妊娠期用药的安全问题。不用妊娠禁忌药；关注现代药理研究，尽量回避有胚胎毒性的药物。强调有是证用是方。根据正邪的力量对比，选择扶正与祛邪药物的相关组成与用量。

柴老治疗妊娠腹泻的基本方剂

［基本方］柴胡 3g，炒白术 10g，白头翁 10g，黄连 3g，茯苓 10g，马齿苋 10g，木香 3g，莲须 5g，荷叶 10g，佩兰 3g，覆盆子 15g，泽泻 6g。

［加减］若感染性腹泻：去覆盆子。

［辨证］脾气虚弱，湿热内蕴。

［治则］健脾化湿，理气止痛，安胎固下。

［方解］君药：白头翁、马齿苋清热化湿，解毒止泻。臣药：茯苓、黄连、莲须、荷叶、泽泻、覆盆子健脾化湿，固肾安胎。佐药：炒白术、木香、佩兰理气化湿，缓急止痛。使药：柴胡疏肝健脾，并取其升阳举陷的作用。

5.临证思辨心得

妊娠腹泻相当于现代医学之"孕期腹泻"，包括急性胃肠炎、肠易激综合征或胃肠功能紊乱等。由于妊娠的特殊生理状态，目前中医妇科学对本病的研究相对较少。西医学的治疗除支持疗法外，采用抗生素治疗，但患者担心抗生素的副作用而畏惧治疗，造成了迫切需求中医治疗的尴尬局面。柴老面对患者的需求，没有因有风险而退缩，从患者的需求考虑，临床耕耘探索，解决患者的燃眉之急。

柴老运用中医中药辨证治疗妊娠腹泻取得良好的效果，并根据长期大量的临床实践，对"妊娠腹泻"总结出规律性的治疗方法。

中医妇科学遵从辨证论治的原则，且对治疗的范围有明确的规定，即对"下利"与"泄泻"有明确的鉴别。柴老对"妊娠腹泻"的治疗范围限定在"泄泻"的范畴，不包括肠道传染病引起的腹泻类疾病。对于肠道传染病引起的腹泻须专科治疗，而泄泻则是中医妇科治疗的重点和优势。因此在治疗中要充分考虑胚胎发育的问题，也就是治病安胎并举。但是在治疗之初，应运用现代医学之检查手段加以鉴别，这也需要在治疗之初，与患者及家属进行充分交流。

（三）温故知新

《妇人大全良方》：凡妊娠泄泻，冷热不同。水泻青白或黄白，或水谷不化，腹痛肠鸣，其脉弱而紧，此内伤冷也，谓之洞泄寒中。若泄注如水，深黄色及有完谷，小便赤，腹胁胀满，烦躁喜饮，时时呕逆；或下利清水，或小便不利，得热则极，脉虚大而数。由乘虚热入于胃，凑渗下焦，津液不分，并于大肠，谓之协热利。先以五苓散利小便，次以黄连阿胶汤或三黄熟艾汤。凡泄泻色黄而有沫，肠鸣腹胀满、微痛，其脉沉紧而小数，谓之冷热不调，宜戊己丸和之。凡暴下或青或白，水谷或化或不化，腹胁或胀或不胀，或痛或不痛，但嗳生熟气，全不思食，其脉内虚外实，右关脉沉紧者，谓之飧泄，先去沉积，宜感应丸，后调和之。

《女科经纶·妊娠泄泻分因用药之法》：薛立斋曰，泄泻，若米食所伤，六君子加谷芽；面食所伤，六君子加麦芽；肉食所伤，六君子加山楂。若兼寒热作呕，乃肝木侮脾土，六君子加柴胡、生姜。兼腹痛呕吐，手足厥冷，乃寒水侮土，六君子加姜、桂。不应，钱氏益黄散。若元气下陷，发热作渴，肢体倦怠，补中汤。若泄泻色黄，乃脾土真色，六君子加木香、肉果。若作呕不食，腹痛恶寒，乃脾土虚寒，六君子加木香、姜、桂。若泻在五更清晨，饮食少思，乃脾肾虚弱，五更服四神丸，日间服白术散。如不应，或愈而复作，或饮食少思，急用八味丸，补命门火，以生脾土为善。

八、妊娠牙龈出血

（一）病证概述

西医病名：妊娠期牙龈炎

妊娠牙龈出血是指妊娠期出现特有的症状的牙龈炎。出现牙间乳头水肿，色暗红，松软，严重者有溃疡和假膜形成，或出血，分娩后症状可以减退或自行消失。与中医内科之"齿衄""牙宣"病因病机相似，但是由于妊娠的特殊生理特点，治疗与内科稍有差异。中医妇科学无"妊娠牙龈出血"之病名，亦无相关的病因病机及辨证论治的专题详细记载，故可借鉴中医内科之"齿衄""牙宣"。

齿衄或牙宣之名首见于《证治要诀·诸血门》。其在《证治要诀·诸血门》曰："牙宣即齿衄。牙宣有二证，有风壅牙宣，有肾虚牙宣。"《证治准绳·杂病》："齿衄，血从齿缝中或齿龈中出，谓之齿衄，亦曰牙宣。"《症因脉治·牙衄总论》更明确指出"牙衄者，即牙龈出血之症也。"《医宗金鉴·外科心法要诀》也说："此证牙龈先肿，龈肉日渐腐颓，久则削缩，以致齿牙宣露。"但是对其记载最早见于《诸病源候论·齿间出血候》："手阳明之脉入于齿，头面有风，而阳明脉虚，风挟热乘虚入齿龈，搏于血，故血出也。"开齿衄论述之先河。唐代出现治疗齿衄之擦剂，宋代正式命名，明清对齿衄的理论认识及治疗方药趋于完善。

历代医书对本病的病名还有如下记载："牙衄""齿龈宣露""齿牙根摇""齿间出血""齿挺""食床"等。

中医学之"齿衄"或"牙宣"，就其临床表现而言，相当于现代医学之妊娠期牙龈炎。

1. 中医学对妊娠牙龈出血病因病机的认识

（1）妊娠牙龈出血的病因病机源流

妊娠牙龈出血是指中医学之发生在妊娠期间的"齿衄"或"牙宣"。病因病机同中医内科之"齿衄"或"牙宣"。对于齿衄的专门论述，较咳血、尿血及吐血等血症出现较晚。对于其病因病机较为详细的论述最早见于《诸病源候论·齿间出血候》："手阳明之脉入于齿，头面有风，而阳明脉虚，风挟热乘虚入齿龈，搏于血，故血出也。"认为"齿衄"与阳明经的关系最为密切，而风热搏于血为最常见的病机。《千金要方·卷六下》列有治疗齿衄的方剂，包括内服、含漱等用法。对于有明显出血的"齿衄”，提出烧灼止血的方法，"烧钉令赤，注血孔中，止。"明代戴元礼开始对齿衄进行分类，提出"牙宣有二证，有风壅牙宣，有肾虚牙宣。风壅牙宣，消风散擦之。仍服。肾虚牙宣，以肾主丸。间黑锡丹。仍用姜盐炒香附。色黑为末。揩擦。其妙不可言。"《证治准绳·杂病》云："亦有胃热牙疼而龈间出血，以至崩脱，口臭不可近人者，内服清胃散、甘露饮，外用大黄（米泔浸令软）、生地黄（大者薄切）。二味……每用益肾水泻相火治之。"丰富了齿衄的治疗方药。

明清时期，对本病的研究达到鼎盛时期，论述颇多，具有代表性的论述如下。《景岳全书·血证》："……名为齿衄。此手足阳明二经及足少阴肾家之病。盖手阳明入下齿中。足阳明入上齿中。又肾主骨，齿者骨之所终也。此皆能为齿病，然血出于经，则惟阳明为最。故凡阳明火盛……必其人素好肥甘辛热之物，或善饮胃强，多有阳明实热之证，宜内服抽薪饮、清胃散等剂，外以冰玉散敷之。""……牙缝时多出血者，此肾阴不固，虚火偶动而然。但宜壮肾，以六味地黄丸、左归丸之类主之。""阴虚有火而病为齿衄者……此虽阳明有余，而亦少阴不足，宜玉女煎主之。凡属阴虚有火者，则惟此煎为妙然必大便多实者，乃可用之。"对齿衄进行了系统的归纳，从病因病机到治疗方剂进行了详实的论述，特别强调"阳明热盛"的致病学说。《症因脉治·牙衄总论》对齿衄的类证鉴别进行了系统论述，指出："牙衄者即牙龈出血之症也。有两经之分，一主阳明肠胃，一主少阴肾经。若血来如涌，来势甚暴，来血甚多，此阳明牙衄之血也，有外感，有内伤。若血来点滴，来势缓慢，来血不多，此少阴肾经之血。有内伤无外感。"《医碥·卷一》也记载："齿衄，此胃、大肠、肾三经之病……胃火盛则血出如涌，而齿不动摇，或见口臭，牙龈腐烂肿痛，此浓酒厚味所致，宜清胃火，便结可下之。若口不臭，牙不痛，但齿动不坚，或微痛不甚，而牙缝时多出血者，此肾阴虚火动而然，宜滋肾水，六味丸主之，若肾火虚而上浮者，八味丸主之。"

总之，齿衄的病因病机多责之"阳明热盛"及"少阴虚火"。妊娠时期，因阴血聚下濡养胎元，阴血愈虚，妊娠牙龈出血常有发生。

（2）现代医家对妊娠牙龈出血的研究

虽然妊娠牙龈出血为妊娠期常见病证，但是历代对于其病因病机及辨证论治的研究尚未形成理论体系。因此目前研究主要集中于中西医结合治疗。常用的治疗方法及药物比较集中于西帕依固龈液及口泰含漱治疗。如何艳采取随机对照研究的方法，应用西帕依固龈液治疗 100 例妊娠牙龈出血，取得了 91% 的疗效，且优于对照组（口泰）。王雁冰等人通过问卷调查的方法对 339 例妊娠牙龈出血患者的治疗过程进行统计，发现随妊娠进展，发病率呈增加的趋势，且孕前是否进行洁牙与妊娠期牙龈炎的发病率存在相关性，提出妊娠前预防性洁牙，可以大幅度降低孕期牙龈炎的发病率。付宜静用综合疗法治疗妊娠期牙龈炎 180 例临床观察，取得了总有效率 98.3% 的良好效果。

2. 西医学对妊娠牙龈出血发病机理的认识

中医学之妊娠牙龈出血相当于西医学之妊娠期牙龈炎。不但给孕妇带来伤害，还可以通过血液及胎盘屏障影响胚胎及胎儿的安全，甚至可能引起早产。根据临床资料报道，妊娠期牙龈炎的发病率为 30%～80%。其发病机理主要是妊娠期孕妇体内的雌激素较高，牙石刺激及免疫反应改变。妊娠期间孕妇血中雌激素及孕激素水平处于较高的水平，导致牙龈毛细血管扩张、淤血、炎性细胞及液体渗出增多，加重了原有的牙龈炎症反应；此外，还为细菌生长提供必要的营养物质；且与孕妇不注意口腔清洁有关。

对于妊娠期牙龈炎治疗的最佳时期是妊娠的 4～6 个月。但是孕后应尽早做口腔检查，发现牙龈炎并进行治疗。

（二）诊治经验

1. 病因病机观

虽然中医妇科学对本病没有系统详实的论述，但是中医内科对此有系统的论述。柴老在借鉴前人研究的基础之上形成了自己的学术观点与理论。

柴老认为妊娠牙龈出血的发生与不良饮食习惯有关。秉承前人的研究成果，建立自己的学术体系。首先，在对病因病机的论述上，提出孕期过度摄入肥甘厚味的致病说，认为"阳明热盛"为主要的病机。妊娠期因为阴血聚于下濡养胎元，人体需要摄入大量的精微物质，以补充需要。孕妇如果摄入肥甘厚味过多，导致阳明胃肠积热，胃热壅盛，则口舌生疮。正如《诸病源候论·齿间出血候》指出："手阳明之脉入于齿，头面有风，而阳明脉虚，风挟热乘虚入齿龈，搏于血，故血出也。"《血证论·卷二》："牙床尤为胃经脉络所绕，故凡齿衄，皆是胃火上炎，血随火动。"其次，在辨证论治上，同时考虑妊娠期间孕妇处于阴血不足的状态，提出了"养脾阴，清胃热，兼安胎"的治疗原则。再次，在治疗方法上勇于创新，采用内服中药的方法治疗本病，丰富了治疗方法，并且总结出治疗本病的有效经验方。

2. 诊治原则

（1）诊断与鉴别诊断

中医妇科学是中西医结合最紧密的学科之一。对于本病的诊断及鉴别诊断基本沿用西医学的诊断标准。

［诊断］

病史：妊娠前可有牙龈炎病史。从妊娠 2～3 个月加重，妊娠 8 个月达到高峰，分娩后可减轻或消失。

临床表现：牙龈出血，口臭或轻微的牙痛及牙齿敏感。

体征：牙龈鲜红色，松软光亮，有牙袋形成，探诊易出血。妊娠期牙瘤形成。

[鉴别诊断]

妊娠牙龈出血应该与血液病引起的牙龈出血相鉴别。如白血病、血小板减少性紫癜、再生障碍性贫血及血友病等血液系统疾病及维生素缺乏症等。

（2）治疗原则

中医治疗原则，参照中医内科"齿衄"的辨证论治原则，常见证型有阳明热盛、肾阴不足、阴虚火旺等。妊娠牙龈出血的发生责之于胃、大肠及肾，主要病机为"胃热"与"肾虚"。如《景岳全书·血证》指出："此手足阳明二经及足少阴肾家之病。盖手阳明入下齿中。足阳明入上齿中。又肾主骨，齿者骨之所终也。此皆能为齿病，然血出于经，则惟阳明为最。"治疗原则以清胃泻火、养阴清热、凉血止血为主，又根据不同病因病机临证加减。

西医治疗原则，祛除病因，通过洁治术清除牙菌斑及牙石，减少其对牙龈的刺激；含漱剂清洁口腔；较大的妊娠龈瘤需手术切除。

3. 柴老的诊疗思路

根据文献记载，妊娠牙龈出血并未出现系统及专门的论述。但是其在妊娠孕妇中的发生率颇高，可达30%～80%。若不及时治疗，有引发流产及早产之虞。因此，柴老借鉴中医内科之"齿衄""牙宣"的论述，潜心研究形成自己的学术风格及治疗方法，应用于临床实践取得了较好的疗效。

中医内科之"齿衄"的主要病机不外乎"阳明热盛"及"少阴虚火"。

常见证型为胃热熏蒸、肾阴虚损及气血不足等。治疗以清胃泻火、养阴清热、凉血止血为主。

对于齿衄的西医学治疗主要是祛除病因，通过洁治术清除牙菌斑及牙石，减少其对牙龈的刺激；含漱剂清洁口腔。

柴老认为妊娠牙龈出血的辨证要点与内科类似，但是要考虑妊娠期孕妇阴血相对不足的特殊生理状况，关键在于治疗原则的确立应考虑治病及尽最大限度保证胚胎或胎儿的安全，即"用药安全"问题。

妊娠的生理状态为阴血聚于下濡养胎元，机体处于气血不足的状态，且孕妇为了给胎元不断提供阴血，需要大量进食以维持胎元的需要。柴老强调"过食致病"的学术观点，认为妊娠牙龈出血的发生与不良饮食习惯有关，孕期过度摄入肥甘厚味，导致"阳明热盛"，正如《景岳全书·血证》："此手足阳明二经及足少阴肾家之病。盖手阳明入下齿中。足阳明入上齿中。又肾主骨，齿者骨之所终也。此皆能为齿病，然血出于经，则惟阳明为最。故凡阳明火盛……必其人素好肥甘辛热之物，或善饮胃强，多有阳明实热之证……"

在辨证论治上，柴老认为妊娠病多为"虚实夹杂"之证，虽表现为实热之证，但是生理状态则为阴血亏虚之象。提出"养脾阴，清胃热，兼安胎"的治疗原则。

在治疗方法上，体现"内治"在本病治疗上的优势。从根本改善孕妇身体状况，祛除致病的"温床"，不仅是改善口腔的清洁状况。

柴老在治疗中还强调，不仅要严密观察临床症状的变化，还要注意实验室检查结果，做好鉴别诊断，重点强调除外血液系统疾病；而维生素缺乏引起的妊娠牙龈出血，从饮食结构上加以指导。柴老还强调对于严重病例采用中西医结合治疗更安全。

4.选方用药特色

遣方用药的原则不外乎分因论治，兼顾治病与安胎并举的原则。同时兼顾各个脏腑间相互关系，从根本上改善身体状况。

柴老的选方原则仍然以辨证为纲领。根据其病机及病位，选用入中上焦的药物为主，佐以安胎，达到治病不碍胎的目的。

任何妊娠期的用药均源于临床经验，是否会对胚胎有不良影响不得而知。因此柴老在选药上提出：重视妊娠期用药的安全问题。不用妊娠禁忌药；关注现代药理研究，尽量回避有胚胎毒性的药物。强调有是证用是方。根据正邪的力量对比，选择扶正与祛邪药物的相关组成与用量。

柴老治疗妊娠牙龈出血的基本方剂

［基本方］芦根 20g，荷叶 12g，藕节 30g，竹叶 10g，佩兰 3g，女贞子 20g，黄芩 10g，玉竹 10g，侧柏炭 15g，大蓟 12g，小蓟 12g，知母 6g。

［加减］大便干燥：加全瓜蒌 12 ～ 15g。

［辨证］阴虚胃热。

［治则］清胃热，护胎元，兼以凉血止血。

［方解］君药：芦根、知母养阴清热。臣药：女贞子、荷叶、藕节、竹叶、黄芩、玉竹、佩兰补肝肾之阴，泻心脾之热，兼安胎。佐药：侧柏炭、大蓟、小蓟清热，凉血，止血。

5.临证思辨心得

妊娠牙龈出血相当于现代医学之"孕期牙龈炎"。由于妊娠的特殊生理状态，目前中医妇科学对本病的研究相对较少。西医学主要以洁治术及用漱口液含漱治疗，但患者担心洁治术需用麻药会产生副作用而畏惧治疗，造成迫切需求中医治疗的尴尬局面。柴老面对患者的需求，没有因有风险而退缩，从患者的需求考虑，临床耕耘探索，解决患者的燃眉之急。

　　柴老运用中医中药辨证治疗妊娠牙龈出血取得良好的效果，并根据长期大量的临床实践，对"妊娠牙龈出血"总结出规律性的治疗方法。

　　柴老对"妊娠牙龈出血"的病因病机研究也有独到之处，认为妊娠期牙龈出血的发生与不良饮食习惯有关，孕期过度摄入肥甘厚味，导致"阳明热盛"，同时存在阴虚火旺的现象。柴老赞同《景岳全书》的思想"阴虚有火而病为齿衄者……此虽阳明有余，而亦少阴不足，宜玉女煎主之。凡属阴虚有火者，则惟此煎为妙然必大便多实者，乃可用之。"但柴老考虑妊娠的特殊生理状况，秉承玉女煎组方之法，但是没采用玉女煎之药。以芦根、知母为君，清胃热，养脾阴，并用黄芩、竹叶以清肺热、泻心火，共同清除阳明经热。

　　附　《景岳全书》玉女煎

　　组成：生石膏 9～15g，熟地黄 9～15g，麦冬 6g，知母 4.5g，牛膝 4.5g。

　　主治：少阴不足，阳明有余，烦热干渴，头痛牙痛，失血证。

　　方解：生石膏、知母清阳明有余之火，为君；熟地黄补少阴不足之水，为臣；麦冬滋阴生津，为佐；牛膝导热引血下行，以降炎上之火，而止上溢之血，为使。

（三）温故知新

　　《医宗金鉴·卷六十五》：若胃经虚火者，牙龈腐烂，淡血渗流不已。

　　《血证论·卷二》：亦有肾虚火旺，齿豁血渗，以及睡则流血，醒则血止者，皆阴血虚，血不藏之故。

　　《证治准绳·杂病》：要知肾虚血出者，其血必点滴而出，齿亦攸攸而疼……

九、妊娠皮肤瘙痒症

（一）病证概述

西医病名：妊娠合并荨麻疹、妊娠肝内胆汁淤积症

妊娠皮肤瘙痒症是指妊娠期孕妇出现与妊娠有关的皮肤瘙痒症状，称"妊娠遍身瘙痒"简称"妊娠身痒"。如《叶氏女科证治·安胎》中指出："妊娠遍身瘙痒，名曰风痹，此皮中有风也，不必服药，宜用樟脑调烧酒擦之。"

妊娠皮肤瘙痒症之论述首见于清代医书。如《竹林寺女科证治》《叶氏女科证治》及《胎产新书》均有"妊娠期皮肤瘙痒"的记载。但是尚未形成系统的论述，与中医外科学之"风痒""血风疮"及"风瘙痒"的病因病机相似，由于妊娠的特殊生理特点，治疗与外科稍有差异。故可参照中医外科之"风痒""血风疮"及"风瘙痒"。

中医学之"妊娠身痒"，就其临床表现而言，相当于现代医学之妊娠合并荨麻疹及妊娠肝内胆汁淤积症。

1.中医学对妊娠皮肤瘙痒症病因病机的认识

（1）妊娠皮肤瘙痒症的病因病机源流

妊娠皮肤瘙痒症是指中医学之发生在妊娠期间的"妊娠身痒"。对于"妊娠身痒"始于清代，如《竹林寺女科证治》《叶氏女科证治》及《胎产新书》中均有相应的记载，如提出发病与"风"邪有关，但是没有形成系统的辨证论治体系。因此对于妊娠皮肤瘙痒症的研究，可借鉴中医外科学的研究成果。即可参照中医皮外科之"风痒""血风疮"及"风瘙痒"，并考虑妊娠的生理状态。

对于"风痒""血风疮"及"风瘙痒"的病名记载虽多，但是没有完整的定义，多以描述其临床特点及病因病机为多。如《诸病源候论》中记载："风瘙痒者，是体虚受风，风入腠理，与气血相搏，而俱往来于皮肤之间。邪气微，不能冲击为痛，故但瘙痒也。"至明代以后，出现对本病的专篇论述，包括其病因病机、临床表现、治疗及禁忌等。对于病因病机的论述较受推崇的如下。

①实邪致病：多以风、热、湿及饮食所伤为主。如明代陈实功的《外科正宗》云："血风疮，乃风热、湿热、血热三者交感而生，发则瘙痒无度……"而李梴在《医学入门》记载："血风疮，乃三阴经风热、郁火、血燥所致。"明代薛己在《女科撮要》则说："妇人血风疮，因肝脾二经风热郁火血燥所致。"而清代吴谦《医宗金鉴》中有如下记载："血风疮，此证由心肝胆脾之经湿热，外受风邪，袭于皮肤，郁于肺经致遍身生疮。"《诸病源候论》还说："肤腠虚，风湿搏于血气生瘑疮；若风气少，湿气多，其疮痛痒，搔之汁出……"

②因虚致病：多为血虚及肝肾阴虚。如《杂病源流犀烛》云："血虚之痒，虫行皮中，皮虚之痒，淫淫不已。"《景岳全书·血证》则说："故凡七窍之灵，为四肢之用，为筋骨之和柔，为肌肉之丰盛，以至滋脏腑，安神魂，润颜色，充营卫，津液得以运行，二阴得以调畅，凡形质所在，无非血之用也。"

对于治疗原则，以辨证为基础提出治疗方药。如对于实证风痒之证，多从风从热论治。《外科大成·卷之四》提及："风甚则痒……作痒起粟者，治宜疏风。"而《素问·至真要大论》则说："诸痛痒疮，皆属于心。"五气过极均能化火生热。对于虚证之风痒证，多从滋阴养血论治。《景岳全书·血证》云："故凡七窍之灵，为四肢之用，为筋骨之柔和，为肌肉之丰盛，以至滋脏腑，安神魂，润颜色，充营卫，津液得以运行，二阴得以调畅，凡形质所在，无非血之用也。"《杂病源流犀烛》也说："血虚之痒，虫行皮中，皮虚之痒，淫淫不已。"《医宗必读》就有"治风先治血，血虚风自灭"之说。此外，"久病成瘀"之说源于疾病缠绵不愈，气血耗伤，血行缓慢而成瘀滞。

总之，妊娠皮肤瘙痒症参照血风疮的研究成果治疗。针对血风疮的病因病机以及辨证论治的研究，经历代医家不断加以完善，形成了较完整的理论体系。

（2）现代医家对妊娠皮肤瘙痒症的研究

中医学对于"妊娠皮肤瘙痒症"的病因病机多责之于素体血虚，孕后阴血聚以养胎，血虚益甚，血虚生风化燥，肌肤失养；或素体阳盛，血分蕴热，孕后阴血聚以养胎，阴血愈虚，肌肤失养，热克肌肤；或素性抑郁，孕后忧思过度，肝郁脾虚，湿热内生，郁于肌肤，外不得透达，内不得疏泄，发为身痒；或胎气壅滞，气机不畅，水湿内停，郁久化热，湿热郁积肌肤。正如古人认为：诸痒属虚、属风、属火；热甚则痛，热微则痒。

对于本病的研究，至今没有形成完整的辨证论治体系。研究多为临床研究及个案报道。如沈悦应用当归饮子加减治疗妊娠身痒 50 例，取得一定的疗效，总有效率达 96%。金玲丽、冯利平等在"辨证治疗妊娠身痒 33 例"一文中报道，其中应用四物汤加味治疗血虚型妊娠身痒 12 例，应用茵陈蒿汤加减治疗湿热型妊娠身痒 15 例，总有效率为 96.97%。刘颖在"养血清热疏风法治疗妊娠痒疹 11 例临床观察"一文，报道用当归饮子加减治疗本病，总有效率为 81.8%。《裘笑梅妇科临床经验选》记载了 1 例应用清肺祛风、益气固表法治愈妊娠风痒的病例。任志红、廖超等报道，应用保阴煎加减治愈 1 例妊娠风痒的病例。此外还有作者应用外治的方法治疗本病，常用药包括冰黄肤乐软膏、硫磺炉甘石洗剂等。

2. 西医学对妊娠皮肤瘙痒症发病机理的认识

中医学之妊娠皮肤瘙痒症相当于西医学之"妊娠痒疹"。常见的疾病为"妊娠合并荨麻疹""妊娠肝内胆汁淤积症"。妊娠痒疹可分为阵发性及持续性两种。症状可轻可重，持续时间可长可短，其发病原因可能与孕妇血液中雌激素含量过高及胆汁淤积有关。

妊娠痒疹的发病机制尚不明了，可能由于妊娠期间内分泌及免疫功能的改变，使得皮肤及附属器官发生一些生理性或病理性改变，导致皮肤瘙痒的发生。常见疾病包括妊娠肝内胆汁淤积症、妊娠合并荨麻疹、妊娠瘙痒性丘疹和斑块疹、妊娠瘙痒性毛囊炎、妊娠期多形疹。对此研究较为深入的是"妊娠肝内胆汁淤积症"和"妊娠合并荨麻疹"。

妊娠肝内胆汁淤积症（ICP）的常见病因包括遗传、激素及环境季节因素等，此外，与孕妇高龄、多胎妊娠及口服避孕药有关。①遗传因素，研究发现 ICP 的发病存在家族聚集性特点。一些研究数据显示，2 号染色体的 p^{23} 可能存在特异的 ICP 相关基因它可以改变胆道组成结构及造成胆小管转运体功能障碍。最近还发现，ABCB4 基因突变与 ICP 发病相关。基因突变后通过破坏细胞表面的转运蛋白参与 ICP 发病。②激素因素，动物实验研究发现，雌激素诱导 ICP 发生的主要通过如下机制实现。第一，高雌激素水平诱导 Na^+-K^+-ATP 酶的活性改变，胆盐流动驱动力下降，导致胆酸注入肝细胞的量减少，发生胆汁淤积；第二，通过肝细胞上的雌激素受体介导增加肝细胞低密度脂蛋白受体和丙氨酸载体的合成，减少了有机阴离子和载体的合成，影响胆汁酸的代谢，逐步导致胆汁淤积；第三，雌激素通过下调肝细胞 Na^+– 牛黄胆酸共转运体的表达，使 Na^+ 依赖性胆汁酸摄取减少，并下调了肝细胞核因子 1 等反式作用因子，使转运体基因表达减少，最终累及胆汁酸转运过程，造成胆汁淤积；第四，雌激素可使胆管的通透性增加，影响血清蛋白及胆汁的分泌过程。但是动物实验研究不能完全等同人体的生理过程，因此具体机制有待进一步研究。③环境因素，ICP 的发生有明显的地域性和季节性。可能与当地居民的饮食中缺少某种微量元素有关。在 ICP 发病率较高的智利和斯堪的纳维亚，都属于美国食品与营养委员会标定的"低硒区"。分别在芬兰和智利进行的临床研究也发现，ICP 患者的血清和血浆硒浓度和谷胱甘肽过氧化物酶的活性均低于正常的健康孕妇。硒浓度和谷胱甘肽过氧化物酶的活性降低，可干扰微线粒体的细胞色素 p^{450} 系统，造成肝细胞功能和结构损害。此外，ICP 发生还可能与锌、铜含量异常及杀虫剂的污染和菜籽油中的芥酸等环境因素有关。④肝炎病毒，肝炎病毒可导致肝细胞损伤或其他肝功能障碍，从而参与诱导 ICP 发生。

妊娠合并荨麻疹的发病机理目前尚不明了，同激素变化、机械性张力线拉伸和免疫功能改变有关。认为与初产妇妊娠期间体重增长过快和多胎妊娠有关。

（二）诊治经验

1.病因病机观

虽然中医妇科学对本病没有系统详实的论述，但是中医皮外科对此有系统的论述。柴老在借鉴前人研究的基础之上形成了自己的学术观点与理论。

柴老认为妊娠皮肤瘙痒症的发生与不良饮食习惯及孕妇的紧张焦虑情绪有关。柴老秉承前人的研究成果，建立自己的学术体系。在对病因病机的论述上，提出如下学术观点。第一，在病因病机探讨上：①孕期过度摄入肥甘厚味的致病说，认为"阳明热盛"为主要的病机之一；②秉承《内经》"二阳致病"及"诸痛痒疮皆属于热（火）"的学术观点，提出思虑过度，心血暗耗，心脾不足，虚热内生，认为"心火旺盛"亦为致病因素之一。正如《澹寮方》记载："多因心肾不宁，伤神失志，或饮食不节，积滞肠胃，致气血凝留，发于肌肉皮肤之间。"妊娠期因为阴血聚于下濡养胎元，人体需要摄入大量的精微物质，以补充需要。孕妇如果摄入肥甘厚味过多，导致阳明胃肠积热，胃热壅盛，而"肺合大肠，大肠者，皮之应"。柴老认为脾土为太阴之脏，而肺之经为太阴；肺属阳明，而胃之经为阳明，胃为水谷之海，脾为之行津液，故脾胃资生肺金，皮毛之疾，与阳明积滞有关。第二，在辨证论治上，同时考虑妊娠期间孕妇处于阴血不足的状态，提出了"清热凉血，疏风止痒"的治疗原则。第三，在治疗方法上，根据"肺合大肠"的观点，采用内服中药的方法治疗本病，丰富了治疗方法，并且总结出治疗本病的有效经验方。

2. 诊治原则

（1）诊断与鉴别诊断

中医妇科学是中西医结合最紧密的学科之一。对于本病的诊断及鉴别诊断基本沿用西医学的诊断标准。

［诊断］

病史：过敏性体质，或过食鱼虾，或有妊娠肝内胆汁淤积症病史。

临床表现：妊娠身痒，皮肤干燥或起皮疹，或伴有乏力，恶心、尿黄、纳差等，随妊娠进展症状可逐渐加重，随后可能出现黄疸，其症状、体征产后消失，下次妊娠复发。

体征：丘疹或风团样皮疹，四肢皮肤可见抓痕及色素沉着。若为妊娠肝内胆汁淤积症，可在瘙痒发生后出现黄疸。

实验室检查：①血清胆酸（胆汁酸）测定，诊断 ICP 最有价值的方法，具有特异性。胆汁中的胆酸主要是甘胆酸和牛磺酸，其比值为 3∶1。测定孕妇血清甘胆酸是早期诊断 ICP 最敏感的方法。②肝功能测定，多数 ICP 患者门冬氨酸转氨酶（AST）、丙氨酸转氨酶（ALT）轻至中度升高，为正常水平的 2 ～ 10 倍，部分患者血清胆红素轻到中度升高。

［鉴别诊断］

妊娠皮肤瘙痒症应该与以下疾病鉴别：多形性红斑、虫咬症、妊娠疱疹、疱疹样脓疱病及妊娠合并病毒性肝炎等。

（2）治疗原则

中医治疗原则参照中医皮外科"风瘙痒"或"血风疮"的辨证论治，常见有风热证、血虚证、肝肾阴虚等证型。妊娠皮肤瘙痒症的发生责之于肺胃、大肠及心脾，主要病机为"胃热"与"血虚"。如《医宗金鉴·外科卷下》指出："血风疮，证生遍身，粟形瘙痒脂水淫，肝肺脾经风湿热……若日久风邪郁在肌肤，则耗血生火，瘙痒倍增……"治疗原则以清胃泻火、养阴清热、凉血止血为主，又根据不同病因病机临证加减。

西医治疗原则为缓解瘙痒症状，恢复肝功能，降低血胆酸水平，重点是宫内胎儿状况的监测。

3. 柴老的诊疗思路

根据文献记载，妊娠皮肤瘙痒症并未出现系统及专门的论述。其在妊娠孕妇中的发生率颇高为 0.06% ～ 0.42%，再次妊娠的发生率为 47%。虽然不引起孕妇死亡，但是早产率高达 37%，胎儿死亡率为 0% ～ 37%，新生儿低体重发生率为 30% 等不良妊娠结局。因此柴老借鉴中医皮外科之"风瘙痒"或"血风疮"的论述，潜心研究形成自己的学术风格及治疗方法，应用于临床实践，取得了较好的疗效。

中医皮外科之"风瘙痒"或"血风疮"的主要病机不外乎"风湿热交感而生"及"阴血不足，血虚生风"。常见证型为风热证、血虚证及营卫失调证等。治法以疏风清热、滋阴养血为主。

对于妊娠皮肤瘙痒症的西医学治疗主要是缓解瘙痒症状，如少量使用镇静剂、抗组胺药及外用炉甘石洗剂等，对于严重病例可用糖皮质激素。

对于 ICP 患者，注意恢复肝功能，降低血胆酸水平，还要重视胎儿监测，预防不良妊娠结局的发生。

柴老认为妊娠皮肤瘙痒症的辨证要点与皮外科类似，但是要考虑妊娠期孕妇阴血相对不足的特殊生理状况，提出"阳明与皮毛"的关系在辨证论治中的特殊作用，丰富了中医妇科对妊娠皮肤瘙痒症治疗的思路。强调治疗的关键在于治疗原则的确立，应考虑治病及尽最大限度保证胚胎或胎儿的安全，即"用药安全"问题。

妊娠的生理状态为阴血聚于下濡养胎元，机体处于气血不足的状态，且孕妇为了给胎元不断提供阴血，需要大量进食以维持胎元的需要。柴老强调"过食致病"的学术观点，认为妊娠期皮肤瘙痒症的发生与不良饮食习惯有关，孕期过度摄入肥甘厚味，导致"阳明热盛"，而"肺合大肠，大肠者，皮之应"，出现妊娠皮肤瘙痒症。此外柴老秉承《内经》"二阳致病"的学术观点，提出思虑过度，心血暗耗，心脾不足，虚热内生，认为"心火旺盛"亦为致病因素之一。

在辨证论治上，柴老认为妊娠病为虚实夹杂之证，虽表现为实热之证，但是生理状态则为阴血亏虚之象。为了尽快缓解临床症状，秉承"急则治其标"的原则，提出"清热凉血，疏风止痒"的治疗原则。

在治疗方法上，体现"内治"在本病治疗上的优势。从根本改善孕妇身体状况，祛除致病的"温床"。

柴老在治疗中还强调，不仅要严密观察临床症状的变化，还要注意实验室检查结果，做好鉴别诊断。同时从饮食结构上加以指导，如少食辛辣刺激及温热的食物。还强调对于严重病例采用中西医结合治疗更安全。

4. 选方用药特色

遣方用药的原则不外乎分因论治，兼顾治病与安胎并举的原则。同时兼顾各个脏腑间的相互关系，从根本上改善身体状况。

柴老的选方原则仍然以辨证为纲领。根据其病机及病位，脏腑的相生关系，以"阳明"为中心选药组方，佐以安胎，达到治病不碍胎的目的。

任何妊娠期的用药均源于临床经验，是否会对胚胎有不良影响，不得而知。因此柴老在选药上提出：重视妊娠期用药的安全问题。不用妊娠禁忌药；关注现代药理研究，尽量回避有胚胎毒性的药物。强调有是证用是方。根据正邪的力量对比，选择扶正与祛邪药物的相关组成与用量。

柴老治疗妊娠皮肤瘙痒症的基本方剂

［基本方］金银花 12g，菊花 10g，荷叶 10g，莲子心 3g，佩兰 6g，冬瓜皮 15g。

［辨证］血虚风热。

［治则］清热凉血，疏风止痒。

［方解］君药：冬瓜皮、莲子心清心火，祛湿浊，止瘙痒。臣药：金银花、菊花、荷叶、佩兰清热凉血，解毒止痒。

5.临证思辨心得

妊娠皮肤瘙痒症相当于现代医学之"妊娠合并荨麻疹""妊娠肝内胆汁淤积症"。由于妊娠的特殊生理状态，目前中医妇科学对本病的研究相对较少。西医学的治疗主要是缓解瘙痒症状，恢复肝功能，降低血胆酸水平。常用药物包括镇静剂、抗组胺药，必要时应用糖皮质激素。但患者担心治疗药物产生的副作用而畏惧治疗，造成迫切需求中医治疗的尴尬局面。柴老面对患者的需求，没有因有风险而退缩，从患者的需求考虑，临床耕耘探索，解决患者的燃眉之急。

柴老运用中医中药辨证治疗妊娠皮肤瘙痒症取得良好的效果。并根据长期大量的临床实践，对"妊娠皮肤瘙痒症"总结出规律性的治疗方法和方剂。

柴老对"妊娠皮肤瘙痒症"的病因病机研究也有独到之处，认为妊娠皮肤瘙痒症的发生与不良饮食习惯有关，孕期过度摄入肥甘厚味，导致胃肠积滞的"阳明热盛"致病说。此外随着社会进步，给人们带来诸多福利和便利的同时，社会竞争更加党的激烈，导致很多人紧张焦虑，思虑过度。秉承《内经》"二阳致病"及"诸痛痒疮皆属于热（火）"的学术观点，提出思虑过度，心血暗耗，心脾不足，虚热内生，认为"心火旺盛"亦为致病因素之一。

在辨证论治上独辟蹊径，考虑本病的主要症状在"皮毛"，与"风"邪相关，结合妊娠的生理特点遵从"治风先治血，血行风自灭"的原则，提出根据脏腑的相生关系，以"阳明"为中心选药组方，佐以安胎，达到治病不碍胎的目的。提出了"清热凉血，疏风止痒"的治疗原则。

在治疗方法根据"肺合大肠"的观点，采用内服中药的方法治疗本病，丰富了治疗方法，并且总结出治疗本病的有效经验方。组方原则兼顾病机及病位、脏腑的相生关系等。其理论依据正如《灵枢·决气》在强调肺的功能中提出："上焦开发，宣五谷味，熏肤，充身，泽毛，若雾露之溉。"《灵枢·痈疽》也说："上焦出气，以温分肉而养骨节，通腠理。"结合《素问·经脉别论》中对饮食精微物质的论述："饮食入胃，游溢精气，上输于脾。脾气散精，上归于肺，通调水道，下输膀胱。水精四布，五经并行，合于四时五脏阴阳，揆度以为常也。"选择入肺胃的冬瓜皮及清心之莲子心为君药，体现治在"阳明"的治疗思路。柴老常常告诫我们，要"尊古不泥古""青出于蓝而胜于蓝"，在前人研究的基础上，再前进一小步。

（三）温故知新

《女科秘方》：妇人胎产遍身生疮，此症乃因内受风热之故，宜用首乌散。

《妇科指归·卷二》：在论及妊娠身痒时曰：'此因皮毛中风湿不必服

药。先用炒荆芥穗擦之，不愈，再用樟水调烧酒擦之即愈。'

十、妊娠期高血压

（一）病证概述

西医病名：妊娠高血压综合征

妊娠期高血压相当于中医学之"子晕"。是指妊娠期间出现以头晕目眩，状若眩冒为主症，甚或眩晕欲厥，称"子晕"，亦称"妊娠眩晕""子眩"。子晕有轻重之分，若此病发生在妊娠中晚期，多属重证，往往伴有视物模糊，恶心欲吐，头痛等，多为子痫先兆，因此积极治疗，预防子晕向子痫发展，变得十分重要。明清以前，本证多混同在"子痫"病证中一并讨论。直至清代《叶氏女科证治》才将"子晕"与"子痫"从病因证治上分别讨论。《叶氏女科证治》中记载："妊娠七八月，忽然卒倒，僵仆不省人事，顷刻即醒，名曰子晕……妊娠中风，颈项强直，筋脉挛急，口禁语闭，痰甚昏迷，癫痫发搐，不省人事，名曰子痫。"

妊娠眩晕之论述首见于《金匮要略·妊娠病脉证并治》："妊娠有水气，身重，小便不利，洒淅恶寒，即起头眩。"与现代医学之妊娠高血压综合征的临床表现十分相似。由于"子晕"与"子痫"是疾病发展过程的不同阶段，症状及病机多有相似之处，故在明清之前常兼见于"子痫"的论述中。如在《诸病源候论》《万氏妇科》《傅青主女科》《医宗金鉴·妇科心法要诀》中均有记载。

西医学之妊娠高血压综合征，就其临床表现而言，常见于中医学之"妊娠眩晕""子痫"及"子肿"等病证。子痫为妊娠高血压综合征之重证（子痫先兆及子痫）不在论述范围之内。子肿又有专门章节论述，本节不再赘述。

1. 中医学对妊娠期高血压病因病机的认识

（1）妊娠期高血压的病因病机源流

妊娠期高血压是指中医学之发生在妊娠期间的"妊娠眩晕"，亦称"子晕"或"子眩"。对于"妊娠眩晕"症状的描述始于东汉张仲景的《金匮要略》。一直以来，对于其病因病机的描述多与"子痫"一并讨论。直至清代《叶氏女科证治》才将"子晕"与"子痫"从病因病机及证治上分别论述。由于妊娠期之眩晕与常人相似，仅需考虑妊娠期全身阴血相对不足，肝血虚少，易生风生热的特点。

对于妊娠眩晕病因病机的论述始于《内经》。常见病因病机不外乎如下。如《素问·至真要大论》提出"诸风掉眩，皆属于肝"。认为眩晕的发生与肝的关系密切。同时，还提出因虚因郁致病。如《素问·六元正纪大论》中云："木郁之发，太虚埃昏……甚则耳鸣眩转。"《灵枢·口问》记载："上气不足，脑为之不满，耳为之苦鸣，头为之苦倾，目为之眩。"隋代巢元方在《诸病源候论·风头眩候》指出："风头眩者，由血气虚，风邪入脑，而引目系故也……目系急故成眩也。""风眩久不瘥，则变为癫疾。"认为肝肾阴虚，气血不足，内外风邪上犯脑窍是眩晕发病的基本病机。宋代《圣济总录》也强调"因虚致眩"，指出："风头眩者，以气虚怯，所禀不充，阳气不能上至于脑，风邪易人，与气相鼓，致头旋而晕也。"唐代孙思邈在《千金方》中首次提出"风热痰"三因致眩的病因说，其言："痰热相感而动风，风心相乱则瞀，故谓之风眩。"宋代陈无择在《三因极一病证方论》中提出"三因致病"，云："如中风伤寒暑湿在三阳经，皆能眩人……属外所因；喜怒忧思，致脏气不行，郁而所生，涎结为饮，随气上厥，伏留阳经……属内所因；或饮食饥饱，甜腻所伤，房劳过度，下虚上实；拔牙金创，吐衄便利，去血过多，及妇人崩伤，皆能眩晕……属不内外因。"朱丹溪首倡痰火致眩之说，提出"无痰不作眩"。在《丹溪心法·头眩》中谓："痰在上，火在下，火炎上而动其痰也。""头眩，痰夹气虚并火……无痰则不作眩。"明代张景岳对眩晕的认识更为全面，在《内经》"上虚则眩"的理论基础上，着重论述"下虚致眩"的观点。在《景岳全书·眩晕》中指出："头眩虽属上虚，然不能无涉于下。盖上虚者，阳中之阳虚也；下虚者，阴中之阳虚也。阳中之阳虚者，宜治其气……阴中之阳虚者，宜补其精。"同时，强调"无虚不作眩"，认为"眩晕一证，虚者居其八九，而兼火、兼痰者不过十中一二耳。"何书田在《医学妙蒂》中说："精液有亏，肝阴不足，血燥生热，则风阳上升，窍络阻塞，头目不清，眩晕跌仆。"指出风火是致眩之标，肝之阴精不足为致眩之本。而陈修园把眩晕的病因病机言简意赅归纳为"风、火、痰、虚"。更强调"无风不作眩"。在《医学从众录·卷四》中指出："盖风非外来风，指厥阴风木而言，与少阳相火同居，厥阴气逆，则风生而火发，故河间以风火立论也。风生必夹木势而克土，土病则聚液而成痰，故仲景以痰饮立论、丹溪以痰火立论也。究之肾为肝母，肾主藏精，精虚则脑海空而头重，故《内经》以肾虚及髓海不足立论也。其言虚者，言其病根，其言实者，言其病象，理本一贯。"

妊娠眩晕或子晕之证见于平素肝肾阴亏，肝血不足，肝失濡养，阴不潜阳，肝阳化火生风；或孕后劳累过度而伤阴，致心肝火旺，上扰心神；或胎体渐大，气机升降失调，气郁伤脾，脾虚湿聚，生化乏源，阴血不足，而致肝阳夹痰浊上扰清窍。

本病以内伤为主，本虚标实者多见。中医辨证以阴虚肝旺、脾虚肝旺及气血虚弱多见。病位以肝脾肾为主，三者之间，又以肝为主。谨记"诸风掉眩，皆属于肝"。

（2）现代医家对妊娠期高血压的研究

现代医家在前人发现的基础上，对妊娠期高血压进行进一步研究。主要借鉴中医内科学之"眩晕"的研究成果。其研究的重点在于本病的辨证论治上。

中医临床治疗妊娠期高血压主要的思想为"补其不足为本，泻其有余治标"。这与中医理论中对该病是由因虚致实相一致。临床实践中，多倡导分证型及中西医结合的方法治疗本病。如楼豪英运用益气聪明汤（黄芪、党参、炙甘草、升麻、葛根、蔓荆子、白芍、黄柏）配合解痉镇痛、扩容利尿等治疗60例早期妊娠高血压，发现与服用拉贝洛尔相比，可显著降低血压，明显改善整体症状、体征。王桂英、郝玉杰等运用益气养阴汤（炒白术、黄芪、太子参、麦冬、五味子、女贞子、旱莲草）配合西医治疗脾肾气阴两虚的妊娠期高血压患者，发现较单纯西医疗法可以进一步控制血压、改善临床症状及降低血清、尿α1-微球蛋白、尿素氮、血肌酐，进而保护肾功能。叶晓云用天麻钩藤饮加减治疗肝阳上亢型子晕40例，总有效率达到97.7%。而江玉清也采用天麻钩藤饮加减治疗妊娠高血压综合征72例，总有效率为93.06%。陈丽虹等发现杞菊地黄汤加减联合西药治疗妊娠期高血压，除了进一步控制血压和改善妊娠结局之外，还可以减少西药不良反应及妊高征并发症的发生。高兆燕运用养血息风法辅助硫酸镁治疗妊娠高血压综合征150例，在硫酸镁治疗妊高征基础上加用养血息风汤（熟地黄、丹参、当归、白芍药、豨莶草、钩藤、川芎、首乌、山羊角、白僵蚕、地龙），其降低血压、改善症状的总有效率为92%，显著高于单纯使用硫酸镁组。

2. 西医学对妊娠期高血压发病机理的认识

中医学之妊娠眩晕相当于西医学之"妊娠高血压综合征"。妊娠高血压综合征（简称"妊高征"），是常见的产科疾病，一般可分为妊娠期高血压、子痫前期及子痫，是导致孕产妇及围产儿发病率及死亡率升高的主要原因。妊高征的发病率在我国为9.4%～10%，国外为7%～12%。妊高征造成的孕产妇病死率4.2/10万，占死亡总数的9.3%，围产儿病死率为

2.2%，且妊高征产妇的产后死亡率明显高于正常产妇。目前其发病机制并不完全明了，较公认的妊高征主要发病机制为内皮细胞激活和损伤学说，而导致妊高征的病因，较公认的有如下假说。

（1）免疫学说

妊娠是一种成功的半移植现象，这有赖于妊娠母体的免疫耐受，这种耐受一旦被打破，则可导致妊高征的发生。最有利的证据是患者螺旋小动脉出现急性粥样硬化性病变和纤维素样坏死及血管周围淋巴细胞浸润，这种病理表现与肾移植患者急性排异反应所出现的急性血管炎相似。妊高征免疫耐受被打破的可能因素包括：①镜子抗原的低暴露。流行病学调查发现，初孕妇的发生率高于再次妊娠者及人工授精、赠卵均导致妊高征的发病率增加的现象，支持这种观点。②同种异体抗原超负荷。表现为妊高征患者的胎盘存在滋养叶细胞成熟障碍。③滋养细胞人类白细胞抗原 HLA–G 和 HLA–C 表达异常；有报道妊高征患者的滋养叶细胞 HLA–GmRNA 表达下调，可能导致免疫耐受降低。④ T 淋巴细胞亚群的变化。有研究发现，正常妊娠妇女 CD4/CD8 比率下降，而妊高征时 CD4/CD8 比率增加。

（2）胎盘或滋养细胞缺血学说

这是目前比较公认的学说。研究表明，滋养细胞浸润行为受到母胎界面的黏附因子、生长因子和基质金属蛋白酶水平的调控，一旦调控失常，导致滋养细胞浸润能力下降。相关证据包括：①滋养细胞表面黏附因子表型转换障碍；②生长因子表达异常；③滋养细胞分泌溶解基质蛋白酶能力下降；④胎母免疫平衡或免疫耐受失衡，胚胎受到免疫攻击，滋养细胞受累。

（3）氧化应激学说

氧化应激是指体内氧化与抗氧化作用失衡，倾向于氧化。妊高征时表现为过氧化的底物增加（主要表现为脂质过氧化物及蛋白质过氧化物增多），以及参与氧化应激的某些酶的活性增加。与此同时，还存在抗氧化作用减弱，抗氧化剂减少或活性下降。产生氧化应激的主要原因是胎盘的缺血再灌注，这也是导致血管内皮损伤的重要原因。

（4）遗传学说

妊高征具有家族遗传倾向，主要表现为母系遗传。家系分析发现，妊高征的一级血亲及二级血亲的发病率较无家族史的孕妇明显增高，一级血亲的发病率又高于二级血亲，说明孕妇对妊高征有遗传易感性，且目前多倾向于多基因遗传。目前的研究重点在于寻找妊高征的易感基因。

（5）环境及其他诱因

环境、孕妇年龄、生活习惯、种族、营养水平、妊娠合并其他疾病等多种因素，均可能参与妊高征的发病。孕妇本身有高血压、糖尿病、肥胖等病症，可增加妊高征的发病率。

总之，目前对于妊高征的病因及发病机理研究，主要围绕在遗传、母胎界面免疫耐受、滋养细胞缺血缺氧和脂质过氧化等方面。

（二）诊治经验

1. 病因病机观

柴老作为国医大师，在对本病的命名上，没有延续中医妇科学的常规诊断名称"妊娠眩晕"或"子晕"，而是选择"妊娠期高血压"作为疾病诊断名称，有其特殊的含义。即明确中医妇科学对于本病的治疗特色及治疗优势，同时充分考虑孕产妇及其胎儿的安全问题。将治疗范围定义在"妊高征"的妊娠期高血压上，以免造成混淆。

柴老认为妊娠期高血压的发生与不良饮食习惯及孕妇的紧张焦虑情绪有关。秉承前人的研究成果，建立自己的学术体系，在对病因病机的论述上，提出如下学术观点。第一，关于病因病机：①秉承《内经》"诸风掉眩，皆属于肝"的学术思想，认为本病的关键病机为肝肾之阴血不足，血虚生风，风邪上扰而发本病。疾病的本质是本虚标实。②妊娠的生理状态为阴血聚下养胎，机体处于阴血不足的状态，强调要注意在阴血生成过程中起关键作用的脏腑的功能状态，如心脾、脾胃的功能状态。第二，在辨证论治上，考虑妊娠期间孕妇处于阴血不足的状态，推崇"无虚不作眩"的学术观点。提出了"滋补肝肾，养血息风"的治疗原则。第三，在治疗方法上，根据心脾、肝肾、心肾在阴血产生过程中的作用及脏腑间的相互关系，采用内服中药的方法治疗本病，丰富了治疗方法，并且总结出治疗本病的有效经验方。

2. 诊治原则

（1）诊断与鉴别诊断

中医妇科学是中西医结合最紧密的学科之一。对于本病的诊断及鉴别诊断基本沿用西医学的诊断标准，并将疾病的治疗范围限定在"妊娠高血压"内。

［诊断］

病史：高血压、糖尿病、自身免疫性疾病病史等。

临床表现：妊娠 20 周后出现头晕目眩，严重者可出现头痛眼花、恶心呕吐，或上腹部不适；或伴有四肢面目浮肿，小便短少等症。

体征：血压。舒张压高出基础血压 4.0kPa（30mmHg），收缩压高出基础血压 2.0kPa（15mmHg）；或基础血压不高，孕 20 周后血压 ≥ 18.7/12.0 kPa（140/90 mmHg）。于产后 12 周内恢复正常。收缩压 ≥ 160 mmHg 和或舒张压 ≥ 110 mmHg 为重度妊娠期高血压。

尿蛋白检测：阴性。

［鉴别诊断］

妊娠期高血压应该与以下疾病鉴别：妊娠合并原发性高血压、慢性肾炎等。

（2）治疗原则

中医治疗原则，参照中医妇科"妊娠眩晕"或"子晕"的辨证论治原则，常见证型有阴虚肝旺证、脾虚肝旺证、气血虚弱证等。妊娠高血压的发生责之于脏气本虚，孕后阴血养胎，阴血亏虚，阴不潜阳，肝阳化火生风，如《女科证治约旨》指出："肝火上升，内风扰动"或"痰涎上涌"。治疗原则以育阴潜阳、健脾化湿、调补气血为主，又根据不同病因病机临证加减。

西医治疗原则：①评估与监测，包括症状、血压及尿量等，了解病情进展，避免不良妊娠结局以及胎儿监测。②一般治疗，包括注意休息，以侧卧为宜。保证充足的蛋白质及热量摄入。适度限制食盐摄入。保证充足的睡眠，必要时可用镇静剂。③降压治疗。

3. 柴老的诊疗思路

根据文献记载，妊娠期高血压并未出现系统及专门的论述。妊高征的发病率在我国为 9.4% ～ 10%，国外为 7% ～ 12%。妊高征造成的孕产妇病死率 4.2/10 万，占死亡总数的 9.3%，围产儿病死率为 2.2%，且妊高征产妇的产后死亡率明显高于正常产妇。因此柴老借鉴中医内科之"眩晕"及中医妇科之"子晕"的论述，潜心研究形成自己的学术风格及治疗方法，应用于临床实践，取得了较好的疗效。

中医妇科之"妊娠眩晕"或"子晕"的主要病机不外乎"肝火上升，内风扰动"或"痰涎上涌"。常见证型为阴虚肝旺证、脾虚肝旺证、气血虚弱证等。治法以育阴潜阳、健脾化湿、调补气血为主。

对于妊娠期高血压的西医学治疗主要是控制血压及避免不良妊娠结局。如一般治疗包括休息、合理的饮食、充足的睡眠、充足的蛋白质及热量摄入。降压治疗：目标血压，孕妇未并发器官功能损伤，收缩压应控制在 130～155mmHg 为宜，舒张压应控制在 80～105mmHg；降压过程力求血压下降平稳，不可波动过大，且血压不可低于 130/80mmHg，以保证子宫 – 胎盘血流灌注。

柴老认为子晕或妊娠眩晕涵盖西医学之妊娠高血压综合征的所有阶段，随着社会经济的发展，科学技术进步，中医妇科学对本病的治疗范围应该有所界定，认为限定为妊娠期高血压较为恰当，故应用西医学的病名进行描述。本病的辨证要点与中医内科类似，但是要考虑妊娠期孕妇阴血相对不足的特殊生理状况，提出"肝肾之阴血不足，血虚生风，风邪上扰"的病机观点，在辨证论治中强调心脾、肝肾、心肾等脏腑之间的相互关系及作用，丰富了中医妇科对妊娠眩晕治疗的思路。强调治疗的关键在于治疗原则的确立，应考虑治病及尽最大限度保证胚胎或胎儿的安全，即"用药安全"问题。

妊娠的生理状态为阴血聚于下濡养胎元，机体处于气血不足的状态，且孕妇为了给胎元不断提供阴血，需要大量进食以维持胎元的需要。需机体超负荷工作，若素体阴血不足或脾胃虚弱，孕后阴血愈虚，导致本病。正如《血证论·脏腑病机论》云："肝主藏血，血生于心，下行胞中，是为血海。凡周身之血，总视血海为治乱。血海不扰，则周身之血，无不随之安。"肝为心之母，脾为心之子，心之气血源于脾胃的受纳与运化。《景岳全书·藏象别论》也说："血者水谷之精也，源源而来，而实生化于脾，总统于心，藏受于肝。"《重辑严氏济生方》曰："肝为血之府库。"清代何梦瑶在《医碥·杂症血》中说："……五脏皆在内，而肝肾居下，为血之所归藏，言肝而肾可该，何则？肝动肾静，动者尚藏，则静者可知……"因此孕期阴血常不足，阳气常有余。本病的关键病机为肝肾阴血不足。

在辨证论治上，柴老认为本病为"本虚标实"之证，治疗原则遵从"诸风掉眩，皆属于肝"，从肝论治，提出"滋补肝肾，养血息风"的治则。

在治疗方法上根据"阴阳五行"的学术观点，参考肝为心之母，脾为心之子，心之气血源于脾胃的受纳与运化，充分考虑心脾、肝肾、心肾在阴血产生过程中的作用及脏腑间的相互关系，采用内服中药的方法治疗本病，丰富了治疗方法，并且总结出治疗本病的有效经验方。

同时强调妊娠期高血压进一步恶化，可发展成"先兆子痫"或"子痫"。在治疗过程中，要动态观察患者的血压变化，有无水肿及蛋白尿等，要关注患者的产检结果，避免不良妊娠结果的发生。

4. 选方用药特色

遣方用药的原则不外乎分因论治，兼顾治病与安胎并举的原则。同时兼顾各个脏腑间的相互关系，从根本上改善身体状况。

柴老的选方原则仍然以辨证为纲领。根据其病机及病位，脏腑的相生关系，"阴阳五行"的变化规律选药组方，佐以安胎，达到治病不碍胎的目的。

任何妊娠期的用药均源于临床经验，是否会对胚胎有不良影响不得而知。因此柴老在选药上提出：重视妊娠期用药的安全问题。不用妊娠禁忌药；关注现代药理研究，尽量回避有胚胎毒性的药物。强调有是证用是方。根据机体阴阳气血的平衡状态，兼顾脏腑功能的相生相克关系，选择药物的组成与用量。

柴老治疗妊娠期高血压的基本方剂

［基本方］菊花 10g，荷叶 10g，枸杞子 12g，葛根 3g，白芍药 10g，杜仲 10g，莲子心 3g，远志 5g，连翘 6g，生甘草 3g。

［辨证］肝肾阴虚，肝风内动。

［治则］滋补肝肾，养血息风。

［方解］君药：菊花、远志平肝息风，养心安神。臣药：枸杞子、白芍药、连翘、荷叶养血柔肝，清心和胃。佐药：葛根、杜仲、莲子心交通

心肾，解郁除烦，兼以安胎。使药：生甘草，味甘，性平。归十二经。调和诸药。

全方围绕阴血的生成与运行关系，遵循"治风先治血""血行风自灭"的原则，围绕化血之脾、藏血之肝、主血之心筛选相关的药味。

5. 临证思辨心得

妊娠期高血压相当于中医妇科学之"子晕"，是现代医学之"妊娠高血压疾病"（亦称"妊娠高血压综合征"，简称"妊高征"）发展过程的最初阶段。由于妊高征是严重的产科并发症，严重影响母胎安全，是造成不良妊娠结局的主要疾病之一，目前中医妇科学对本病的研究相对较少，标准不统一。西医学的治疗主要是控制血压及避免不良妊娠结局。治疗包括休息、合理的饮食、充足的睡眠、充足的蛋白质及热量摄入。降压治疗应达到目标血压：孕妇未并发器官功能损伤，收缩压应控制在130～155mmHg为宜，舒张压应控制在80～105mmHg；降压过程力求血压下降平稳，不可波动过大，且血压不可低于130/80mmHg，以保证子宫－胎盘血流灌注。尽管如此，仍然有一些患者因为妊高征而被迫终止妊娠，迫切需要通过中医治疗达成做母亲的心愿。柴老面对患者的需求，没有因有风险而退缩，从患者的需求考虑，临床耕耘探索，解决患者的燃眉之急，同时考虑患者的安全。这也为疾病的控制与治疗开启了新思路。柴老将妊高征的中医治疗范围界定在"妊娠期高血压"阶段，没有采用中医妇科学之规范诊断"子晕"的病名。

柴老运用中医中药辨证治疗妊娠期高血压取得良好的效果，并根据长期大量的临床实践，对"妊娠期高血压"总结出规律性的治疗方法和方剂。

柴老对"妊娠期高血压"的病因病机研究也有独到之处，认为妊娠期高血压的发生与不良饮食习惯及紧张焦虑有关，孕期过度摄入肥甘厚味，导致胃肠积滞的"阳明热盛"，而"冲任隶属于阳明"，厥阴肝经络阴器，在腹部与冲任二脉相通，冲为血海，隶属于阳明而附于肝，阳明之热入血海，灼伤阴血，导致肝之阴血不足；此外随着社会进步，给人们带来诸多的福利和便利的同时，社会竞争更加激烈，导致紧张焦虑，思虑过度。秉承《内经》"二阳致病"的学术观点，提出思虑过度，心血暗耗，心脾不足，虚热内生，认为"心火旺盛"亦为致病因素之一。出现血虚生风，风邪上扰的一系列病证。

在辨证论治上独辟蹊径，考虑本病的主要症状在"热"，与"风"邪相关，结合妊娠的生理特点，遵从"治风先治血，血行风自灭"的原则，提出根据脏腑的相生关系，以"阴虚火旺，风邪上扰"为中心选药组方，佐以安胎，达到治病不碍胎的目的。提出了"滋补肝肾，养血息风"的治疗原则。

在治疗方法上根据"阴阳五行"的学术观点，采用内服中药的方法治疗本病，并且总结出有效经验方。组方原则兼顾病机、病位及脏腑的相生关系等遣方用药。从肝论治的理论依据正如《读医随笔·证治类》云："肝者，贯阴阳，统气血……握升降之枢也。"以肝为中心，涉及肝脾、心肝及肝肾的关系，以此为枢调节气血的运行与输布，而达到治病安胎的目的。

（三）温故知新

《女科证治约旨》：妊娠眩晕之候，名曰子眩，如因肝火上升，内风扰动，致昏眩欲厥者，宜桑丹杞菊汤主之。桑叶、丹皮、炒杞子、煨天麻、焦山栀、生地、钩藤、橘红。如因痰涎上涌，致眩晕欲呕者，宜加味二陈汤主之。仙半夏、陈皮、茯苓、甘草、川贝、瓜蒌皮、淡竹叶沥、姜汁。

《叶氏女科诊治秘方》：妊娠七八月，忽然卒倒，不省人事，顷刻即醒，名曰子晕，宜葛根汤。亦有血虚虚火上炎，鼓动其痰而眩晕者，宜葛根四物汤。亦有气血两虚而眩晕者，宜八珍汤。

十一、验案集萃

妊娠病是指妊娠期间发生与妊娠相关的疾病，种类繁多，涉及面颇广，甚至延续到产后。本部分就柴嵩岩国医大师治疗围产期典型验案进行剖析，以了解柴老的辨证论治理念。

妊娠性梦案

顾某，女，34岁。

初诊：2008年12月7日。

病史：患者孕14周，自确诊怀孕后，为补益身体开始口服鹿茸、人参茶等1月余。自服药后即出现性梦，梦中自觉阴道抽动或与人性交的梦境，严重时每夜必出现。因梦后出现少量阴道流血而停药，但停药后症状未明显减轻，情绪甚是紧张，伴有唇干口燥，大便如常。舌红，舌体胖大；脉沉细滑。

中医诊断：妊娠性梦（相火妄动，心肾不交）。

治法：敛阴清热，交通心肾，固冲安胎。

处方：北沙参20g，莲子心3g，旱莲草15g，黄芩10g，金银花15g，藕节30g，青蒿5g，地骨皮10g，女贞子20g，钩藤10g，乌梅6g，莲须15g，苎麻根6g，远志5g。7剂，水煎服。嘱：忌羊肉、胡桃、海米等辛温助阳的食品，可食用藕、西瓜、梨水等食品。

二诊：2008年12月14日。药后性梦出现次数减少（约减少1/5）。舌嫩暗；脉细滑。效不更方，仍宗前法。

处方：覆盆子15g，川连3g，旱莲草15g，乌梅6g，续断12g，茯苓10g，荷叶10g，苎麻根6g，黄芩炭10g，百合12g，浮小麦20g。10剂，水煎服。

三诊: 2009 年 1 月 22 日。孕 21 周,性梦出现次数再减,从每晚 1 次减至每周 2 次,现每周 1 次,未见明显性对象,仅感阴道抽动,口唇皮肤干燥较前减轻。舌暗,舌体胖大;脉沉滑。

处方:北沙参 30g,白芍 10g,旱莲草 15g,莲子心 3g,枸杞子 15g,金银花 15g,莲须 15g,百合 12g,钩藤 10g,覆盆子 15g,生甘草 5g,地骨皮 10g。10 剂,水煎服。

四诊: 2009 年 1 月 29 日。近 1 周性梦未作,纳可,二便调。舌淡暗;脉细滑。

处方:覆盆子 15g,旱莲草 15g,莲子心 3g,远志 5g,浮小麦 15g,茯苓 12g,莲须 15g,椿皮 5g,钩藤 10g,菟丝子 15g。10 剂,水煎服。

随访: 2 个月后电话询问,性梦未作。

按: "妊娠性梦"在妊娠期间并不少见,由于文化背景的原因很少有患者坦诚地告诉医者,发病率无法统计。本例患者,因孕后性梦频至,导致阴道出血而诉之于医者。对于孕产期的生理状态自古有"胎前多热,产后多虚"说法。本例发病以过食辛温助阳的药物及食品为明显的诱因,导致相火妄动,一方面引起性梦频作,另一方面导致胎元不固,出现先兆流产的症状。治疗既要兼顾母病又要谨防影响胎儿的发育,即以清下焦相火与固胎并用。柴老提出,在妊娠早期不要过分进食温补的食品,如胡桃、坚果等食品。在临床用药选择上应以益阴敛阴药物为主,如地骨皮、苎麻根、旱莲草、女贞子、乌梅、椿皮等,而不能选用过分苦寒或有走下作用的药物,如寒水石、黄柏、泽泻等,防止过分苦寒伤阴或胎元不固;另外,清热之品应选择性味较为平和的药物,以免过分寒凉影响胎儿的发育,常用金银花、黄芩、青蒿等;同时结合现代药理学的研究结果,不选用具有引起子宫收缩作用的药物,如五味子;注意脏之间的关系,根据金水相生的理论,重用北沙参以生肾水,因金既可生水亦可生火,因此选用清心的药物，如浮小麦、莲子心等，使水火既济；考虑早孕期妊娠反应的问题，慎用过分滋腻的药物，如大枣、白芍药等，以防碍胃。

产后腰痛案

李某，女，28 岁。

初诊： 2009 年 6 月 9 日。

病史： 剖宫产术后 2 个月，腰痛，恶露未净，质黏稠，带下量中，为咖啡状物，面色苍黄，二便如常。产后 42 天复查，子宫恢复尚可。既往患有痔疮病史，现无便血症状。舌淡；脉沉细。

中医诊断： 产后腰痛（产后血虚，感受风邪）。

治法： 益气养血，活络化湿。

处方： 全当归 9g，炒白芍 9g，桑寄生 15g，荆芥炭 3g，苍术 6g，白术 6g，生山药 24g，羌活 4g，独活 4g，蒲黄炭 6g，椿根皮 9g。14 剂。

随访： 药后恶露已止，腰痛缓解。

按： 女性分娩后出现恶露是正常生理现象，产后恶露也是判断子宫恢复情况的一个重要参考依据。正常情况下女性产后恶露大概在 3 周左右干净。产后恶露持续时间与产妇的体质有关，存在个体差异，若体质差，加上劳累和感染等因素，恶露会持续时间较长。一般产后恶露超过 42 天，仍然不尽的话，称为"产后恶露不尽"，需到医院进行检查，确定病因，进行有针对性的治疗。

本例产后复查未发现生殖器官恢复异常，故以主诉作为中医病证诊断——产后腰痛。对于疼痛的发生机理认为"不通则痛"，柴老结合患者处于产后特殊的生理状态下，产妇全身气血虚弱，容易感受外邪。正如《妇科玉尺》曰："产后真元大损，气血空虚。"《女科经纶》云："去血过多，虚而风寒袭之，亦为疼痛。"而《诸病源候论》还说："妇人以肾系胞，产则劳伤肾气，损伤胞络，虚未平复，而风冷客之……肾经虚损，风冷乘之，故腰痛也。"此时治疗也不能同于常人，提出"产后身痛，因气血亏虚，不宜过分用散药"的治疗理念。通过长期的临床实践，柴老提出用药剂量的原则"2/3 补益气血，1/3 通经活络"。对于体质较好，恶露已停的患者，若单纯腰痛可用些散药。

产后身痛案

白某，女，32 岁。

初诊： 1966 年 3 月 18 日。

病史： 第二胎产后 2 个月，腰痛不能活动，身痛、足跟痛，恶露于产后 25 天已净。食欲不振，睡眠佳，二便调。已做产后检查，结果为"子宫恢复正常"。舌淡红；脉沉。

中医诊断： 产后身痛（气血不足，冲任虚损）。

治法： 益气养血，疏络固冲。

处方： 全当归 12g，丝瓜络 9g，首乌藤 30g，桑枝 9g，龙眼肉 9g，远志肉 12g，桑寄生 30g，杜仲 9g。3 剂。

二诊： 1966 年 3 月 22 日。药后诸症减轻，效不更方，嘱继服上方 7 剂。

随访： 上方服用 17 剂后，诸症完全缓解。

按： 产后身痛为产后常见病。具有如下特点：①时间性，多发生在产褥期；②季节性，多发生在冬春寒冷季节；③区域性，北方多于南方，农村多于城市。对于病因病机《医宗金鉴·妇科心法要诀》做了详实的总结，提出："产后遍身疼痛，多因去血过多，荣血不足，或因风寒外客，必有表证。二者俱宜用趁痛散……若面唇紫色身胀痛者，必是停瘀所致，直用四物汤加秦艽、桃仁、没药、红花行之。"即血虚、风寒及瘀血三因。

柴老认为本病的主要病因病机为气血虚弱，正如《校注妇人良方》说："产后遍身痛者，由气虚百节开张，血流骨节，以致肢体沉重不利，筋脉引急。"治疗上较推崇丹溪的理念,《丹溪心法》中云:"产后无令得虚,当大补气血为先,虽有杂症,以末治之。"以当归、龙眼肉为君药益气养血,而不用"通""散"之药,同样取得奇效,说明"不荣则痛"的治疗在养不在通。

产后关节痛案（一）

丛某,女,34岁。

初诊: 1970年10月7日。

病史: 产后半年,肩关节疼痛伴乏力,便秘。舌红;脉细数。

中医诊断: 产后关节痛（阳明热盛,血海亏虚）。

治法: 滋阴养血,润肠通便。

处方: 全瓜蒌30g,石斛9g,桑枝9g,天冬12g,白芍药12g,川连3g。3剂。

随访: 于1970年12月11日返诊,自诉服上药后,关节疼痛已缓解,劳动后未再犯。

按: 本案的特点是疼痛伴有便秘。结合舌象与脉象可知主要病机为"阴血亏虚,胃肠积热,关节失养"。柴老抓住疾病的关键从"养阴血"与"除积热"两方面入手。重用全瓜蒌润肠泄热,用石斛、天冬滋补肝肾之阴血,以强壮关节改善症状。全方达到无通散之品,而达通散之目的,可见中医疗效的保证关键在于辨证准确。柴老对于因血虚引起"闭阻不通"之证常常以"瓜蒌与石斛"为对药,结合应用,效果颇佳。

产后关节痛案（二）

邵某,女,27岁。

初诊: 1972年9月10日。

病史: 产后2个月（于7月3日分娩）,因感受风寒,全身关节疼痛伴多汗，面黄。舌苔薄白；脉沉滑。实验室检查：血沉 38mm/h，抗 "O"
1∶800。

中医诊断：产后关节痛（外感风寒，营卫失和）。

治法：益气温阳，和血止痛。

处方：生牡蛎 30g，生黄芪 9g，当归 12g，云苓 9g，白术 9g，桂枝
3g，路路通 9g，川芎 6g，威灵仙 9g。14 剂。

二诊：1972 年 9 月 26 日。诸症减轻。血沉 30mm/h，抗 "O" 1∶400。
继服上方 7 剂。

随访：1972 年 10 月 23 日。已恢复工作。血沉 16mm/h。抗 "O" 阴转。

按：本证相当于西医学之 "风湿性关节炎"。就其症状而言，相当于
《金匮要略》之黄芪桂枝五物汤证，此方主治素体营卫不足，外感风邪之
血痹证，临床以肌肤麻木不仁，肢节疼痛，或汗出恶风，脉微为辨证要
点。柴老以《金匮要略》之黄芪桂枝五物汤化裁，取得良好疗效。方中用
黄芪甘温益气，补在表之卫气，桂枝散风寒而温经通痹。黄芪得桂枝固表
而不留邪，桂枝得黄芪益气而振奋阳气，起到固表而不留邪，散邪而不伤
正，邪正兼顾的效果。本例患者的主要不适为全身关节疼痛，故柴老在
诸多通痹之品中选用威灵仙，取其气宣通十二经络，且效果神速之性。正
如《本草正义》中云："威灵仙，以走窜消克为能事……味有微辛，故亦谓
祛风，然惟风寒湿三气之留凝隧络，关节不利诸病，尚为合宜，而性颇锐
利，命名之义，可想而知。"其应用范围之广，如《药品化义》记载："灵
仙，性猛急，盖走而不守，宣通十二经络。主治风、湿、痰壅滞经络中，
致成痛风走注，骨节疼痛，或肿，或麻木。风盛者，患在上，湿盛者，患
在下，二者郁遏之久，化为血热，血热为本，而痰则为标矣，以此疏通经
络，则血滞痰阻，无不立豁。"

考虑风湿性关节炎的发生与免疫功能异常相关。从中西医结合的角度
看，免疫功能异常与脾气虚相关，故用当归、云苓、白术益气养血，通过

补益中焦脾胃之气血，调节机体的免疫功能，在缓解临床症状的同时达到降血沉及抗"O"的目的。

由此可见，作为一名医者，不但要有扎实的中医功底，还要掌握现代医学的治疗前沿；既要尊古，又要创新。

产后瘀血发热案

孙某，女，24岁。

初诊：1964年5月15日。

病史：产后29天，发热10余日。体温在38～39.5℃波动。曾经在西医医院按感冒治疗，症状缓解，但停药后症状再现。症见身冷，头晕，无涕，寒战高热，无咳嗽及咽痛，但于夜半咽干。腿痛严重。恶露未止，色红无块。每于发热时，阴道无恶露排出。食欲不振，睡眠不实，便前腹痛，便秘色黑，小便色白。血常规检查：白细胞8.1×10⁹/L。舌苔白厚；脉滑数有力。

中医诊断：产后瘀血发热（瘀血不尽，郁而发热）。

治法：清热凉血化瘀。

处方：当归9g，黄芪9g，牡丹皮9g，红花6g，泽兰9g，板蓝根12g，地骨皮15g，金银花15g，栀子9g。3剂。

二诊：1964年5月18日。药后发热已解，腿痛减轻，阴道出血少量，色淡，大便干。舌脉同前。证法同前。

处方：当归9g，黄芪9g，牡丹皮9g，红花6g，板蓝根12g，地骨皮15g，金银花15g，栀子6g，酒大黄3g。3剂。

三诊：1964年5月24日。发热未再作。自昨日阴道出血增多，大便稍干，腿痛已解。脉细滑。辨证、立法同前。

处方：当归9g，益母草6g，制香附9g，白芍药9g，生地黄9g，黄芩9g，桑寄生24g，生山药30g，焦白术9g。3剂。

四诊：1964 年 5 月 28 日。前症已解。无身痛及身冷，食欲佳。睡眠好，二便调。脉沉。再予益母草 200g，早晚各 15g。巩固疗效。

随访：诸症未作。

按：产后发热的常见病因包括感染邪毒、外感六淫之邪、瘀血阻滞及血虚发热。本证治疗应抓住关键的症状"恶露未止，色红无块。每于发热时，阴道无恶露排出。"结合先期治疗效果不佳，实验室检查不支持感邪等，认为由于瘀血内停，阻遏气机，营卫不通，郁而发热。正如《女科经纶·产后证下》记载："败血为病，乃生寒热，本于营卫不通，阴阳乖格之故。"故以当归、黄芪益气养血，化瘀生新；金银花、地骨皮调和营卫，清热凉血。二诊应用酒大黄化瘀血，导积滞，使郁热之邪从大便解。

对于临床症状复杂，治疗的关键在于辨证，特别是在妇科疾病中，瘀血的证候表现有时并不明显，不一定有疼痛或瘀血之舌象，这需要医者关注"无瘀之表象"的瘀血证。

宫外孕案

冯某，女，25 岁。

初诊：1964 年 6 月 11 日。

病史：阴道出血不止 50 余天。阴道出血量多有血块，腰酸及下腹痛，查尿妊娠试验（+）。在天坛医院诊断为"宫外孕"欲行剖腹探查术。因不愿意手术治疗，转试中医治疗。症见腰酸腹痛，胸中阻闷急躁，食欲不振，口苦喜饮，大便干。妇科检查：外阴已婚型，阴道通畅，宫颈光滑，宫颈管有血液流出，宫体不大稍软，前位，活动好，左侧附件增厚压痛，右附件可扪及 3cm×3cm×2cm 囊性肿物，压痛（+）。

中医诊断：癥瘕（肝郁气滞，兼有血热）。

治法：疏肝解郁，凉血化瘀。

处方：生阿胶^{烊化}15g，柴胡 4g，益母草 6g，延胡索 9g，全当归 12g，

白芍药 12g，生地黄 12g，牛膝 9g，黄芩 9g，鳖甲 30g，全瓜蒌 30g，玄参 18g。2 剂。

二诊：1964 年 6 月 13 日。药后阴道出血量减少，余症同前。

处方：生鳖甲 30g，延胡索 9g，丹参 15g，牛膝 12g，川草薢 15g，水红花子 12g，瞿麦 12g。

三诊：阴道排出紫黑色条状物。继服上方。

四诊：腹痛已轻，白带增多有臭味。出血止两天后又有少量紫黑色稀薄血性分泌物，味臭，两天后止。用二诊方药加减治疗至第十诊时，下腹稍有酸胀，妇科检查：宫体正常大小，双附件（－）。尿 HCG 阴性。

按：宫外孕为妇科急腹症，处理不当可能危及患者生命。对于本病公认的中医治疗观念是"活血化瘀，软坚散结"。柴老认为本病属"癥瘕"范畴，可以参照相关论述进行探索性治疗。病灶位于肝经循行部位，病性为阳证、热证，特点为局部组织肿胀，就其根本还是受精卵由于某种原因滞留输卵管所致，属于功能不足。因此提出"从肝论治"的学术观点。考虑局部的病理特点，拟定"清热凉血、理气软坚"的治疗原则。本例以入厥阴经之生阿胶、鳖甲软坚散结为君药，且循经直达病所，与常理不同。古籍中对于二药中药学记载颇多，检其要者录之。

阿胶 ①《本草纲目》云："……疗女人血痛、血枯……胎前产后诸疾。男女一切风病……水气浮肿……及痈疽肿毒。和血滋阴，除风润燥，化痰清肺，利小便，调大肠。"②《本草经疏》记载："阿胶，主女子下血，腹内崩，劳极洒洒如疟状，腰腹痛……皆由于精血虚，肝肾不足，法当补肝益血。《经》曰：精不足者，补之以味。味者阴也，此药具补阴之味，俾入二经而得所养，故能疗如上诸证也。血虚则肝无以养，益阴补血，故能养肝气。入肺肾，补不足，故又能益气，以肺主气，肾纳气也。今世以之疗吐血、衄血……胎前产后诸疾……皆取其入肺、入肾，益阴滋水，补血清热之功也。"③《本草述》则说："阿胶，其言化痰，即阴气润下，能逐炎上之火所化者，非概治湿滞之痰也。"

鳖甲 ①《日华子本草》记载："去血气，破癥结、恶血，堕胎，消疮肿并扑损瘀血，疟疾，肠痈。"②《本草经疏》云："鳖甲主消散者，以其味兼乎平，平亦辛也，咸能软坚，辛能走散，故《本经》主癥瘕、坚积、寒热，去痞疾、息肉、阴蚀、痔核、恶肉……甲能益阴除热而泊散。故为治疟之要药……血瘕腰痛……皆阴分血病，宜其悉主之矣。"③《本草汇言》曰："魏景山曰，鳖甲虫也，与龟同类而异种，亦禀至阴之性，入肝，统主厥阴血分病……厥阴血闭邪结，渐至寒热，为癥瘕、为痞胀，为疟疾……咸得主之。"④《本草新编》说："鳖甲善能攻坚，又不损气，阴阳上下有痞滞不除者，皆宜用之。"

不全流产案

刘某，女，38 岁。

初诊：1963 年 9 月 28 日。

病史：停经 2 个月，阴道出血伴下腹疼痛半月余。尿 HCG（＋）。自诉有"肉样组织"排出。妇科检查：外阴经产型，阴道通畅，宫颈光滑着色，宫颈口闭合，未见残留的胚胎膜样组织，可见血液自宫颈口流出，宫体近正常大小，质软，双附件（－）。面色苍黄，舌苔薄白；脉沉弦。

中医诊断：胎堕不全（血瘀证）。

治法：养血化瘀。

处方：当归 9g，延胡索 9g，生阿胶[烊化]15g，香附 9g，川芎 6g，牛膝 30g，益母草 9g。2 剂。

二诊：1963 年 9 月 30 日。服药 1 剂后阴道出血增多，翌晨既有肉样物自阴道排出（暗紫色之胎膜样组织 3cm×3cm×2cm），排出物送病理。出血即减少，腹痛止。患者一般情况良好，阴道出血不多。

处方：益母草 12g，早晚各 1 次，连服 3 天。

随访：阴道出血已止。病理报告提示：可见绒毛组织。

按：对于不全流产的患者，西医治疗为"清宫术"。对于出血不多的患者，可选择保守治疗以免除刮宫之苦。柴老在充分估计患者病情的前提下，选择中药保守治疗，取得良好疗效。方中取生阿胶及益母草为对药，取阿胶滑利之性，促进残留组织排出；益母草养血活血，现代药理研究发现其有促进子宫收缩作用。二药合用有利于宫腔残留物排出。用药后，有组织物排出，病理证实为绒毛组织，明确诊断。

随着社会进步，疾病谱也会发生变化，中医也应紧跟社会发展，与时俱进，适应临床需要。本例属于探索性治疗，通过治疗不仅临床症状消失，还应用现代医学检验手段证明诊断与治疗的科学性。

产后子宫复旧不全案

刘某，女，38岁。

初诊：1968年7月24日。

病史：2胎产后17天，曾因胎盘剥离不全，行探宫术2次。现在仍阴道出血，中量，有块，腹痛。于7月16日至7月18日3天发热（T：39℃）。二便如常。近日仍拟"探宫手术"，患者拒绝后转求中医治疗。诸症同前，舌暗，少苔；脉沉细滑。

中医诊断：产后恶露不绝（血瘀证）。

治法：养血化瘀。

处方：全当归12g，阿胶9g，益母草9g，焦三仙30g，紫草3g，茜草9g，延胡索9g，牛膝9g，冬瓜皮30g。2剂。

二诊：1968年7月30日。药后腹痛消失，阴道出血已止。但今晨又有少量阴道出血。舌暗，少苔；脉稍数。

处方：焦三仙30g，佩兰9g，陈皮9g，益母草9g，茜草6g，延胡索9g，桃仁9g，薏苡仁30g。3剂。

随访：于8月10日复诊诉，经朝阳医院检查，子宫完全恢复正常。

按： 产后子宫复旧不全，属于中医诊断之"产后恶露不绝"。本例病因清楚，为胎盘剥离不全，宫内残留所致，属于中医之血瘀证。以阿胶与益母草合用，促进宫内残留组织排出；当归养血活血；选用甘咸寒之紫草清热凉血解毒。现代药理研究发现紫草具有如下作用：①有明显的抗垂体促性腺激素（Gn）及抗绒毛膜促性腺激素（HCG）作用；②对金黄色葡萄球菌、大肠杆菌、伤寒杆菌、痢疾杆菌和绿脓杆菌有抑制作用。结合本例临床特点，紫草一方面可以通过抑制Gn及HCG使滋养叶细胞坏死，利于残留组织排出；另一方面通过抑菌作用降低产褥感染的概率。

由此看出，作为一个中医从业者，不但要有坚实的中医学基础，还要有必要的西医学基础。

产后缺乳案

邢某，31岁。

初诊： 1963年10月24日。

病史：分娩第2胎，产后10余日，乳汁不足，睡眠少，食欲不振，大便干，恶露不多，面色苍黄。乳房软。舌苔白；脉沉滑无力。

中医诊断：产后缺乳（气血亏损）。

治法：益气养血通络。

处方：生黄芪45g，生麦芽30g，通草6g，全瓜蒌60g，当归9g，台党参9g，云苓9g，丝瓜络9g，赤芍药12g，炒酸枣仁15g。3剂。

二诊： 1963年10月26日。药后乳汁有所增加，但仍不能满足婴儿食量。仍宗前法。

处方：生黄芪60g，全瓜蒌30g，当归9g，台党参9g，丝瓜络9g，王不留行9g，焦白术9g。3剂。

三诊： 1963年10月29日。乳汁量再增加，精神体力好，已能入睡。

舌淡；脉沉。

处方：生麦芽 30g，生黄芪 60g，穿山甲 9g，当归 9g，牛膝 9g，瓜蒌 24g，路路通 9g。3 剂。

四诊：1963 年 11 月 1 日。乳汁进一步增加，已能满足婴儿需要，一般情况好，继服前方 3 剂巩固疗效。

按：产后缺乳可分为虚实立论。宋代陈无择在《三因极一病证方论》中指出："产妇有两种乳脉不行，有气血盛而壅闭不行者，有血少气弱涩而不行者，虚当补之，盛当疏之。"本案主要症状为乳汁不足、乳房软、面色苍黄，可辨证为气血虚损之缺乳，故用黄芪、党参补气健脾生血以化乳，同时补气行气以通乳；通草、丝瓜络宣通乳络；全瓜蒌宽胸散结，润肠通便，改善阳明壅滞状态，以利气血的化生。

乳汁不通案

刘某，23 岁。

初诊：1963 年 7 月 30 日。

病史：产后 21 天，乳胀，乳汁不足，食欲不振，睡眠差，恶露已净，大便干燥，两日一行。乳房尚充盈。舌苔白厚而少津；脉沉数无力。

中医诊断：产后缺乳（产后气虚，经络不畅）。

治法：益气通络。

处方：黄芪 30g，麦冬 9g，全瓜蒌 60g，穿山甲 9g，路路通 9g，生麦芽 30g，炒枳壳 9g，郁金 6g。2 剂。

二诊：1963 年 8 月 1 日。乳汁增多，但不畅，乳汁稀薄，左乳时刺痛，食欲好转，大便干，2 日一解。舌苔白；脉沉滑数。

处方：穿山甲 9g，全瓜蒌 60g，路路通 9g，赤芍药 9g，王不留行 9g，黄芪 30g，枳壳 6g，生麦芽 60g，麦冬 9 克。3 剂。

三诊：1963 年 8 月 3 日。家属代诉，乳汁充足，排乳通畅，其他不适症状均已消失。继服二诊方 3 剂。

按：本案为缺乳之虚实夹杂证。主要表现为乳汁不足、乳胀、触之乳房尚充盈。辨证为产后气虚，经络不畅。重用全瓜蒌宽肠胃，导郁滞以通络，配黄芪补气健脾生血以化乳；生麦芽行气消食，健脾开胃；麦冬益胃生津，清心除烦，改善食欲以滋化源。

产后回乳案

胡某，30 岁。

病史：患者于 1964 年 1 月 2 日分娩 1 死女婴，近 10 余日来，乳房胀满疼痛，乳汁过多，恶露少许，二便如常。触诊：双侧乳房胀大较硬。舌淡红；脉弦滑。

处方：生牡蛎 30 克^{先煎}，益母草 9g，焦麦芽 60g，生牛膝 30g，丹参 15g。3 剂。

二诊：1964 年 1 月 14 日。药后乳胀已减，乳房变软。前方加当归 9g。3 剂。

随访：于 1964 年 1 月 17 日乳汁已全回。

按：本案因产妇失女，不能哺乳，需要回乳。重用焦麦芽消食滞，化痞痰以回乳。如《滇南本草》云："治妇人奶乳不收，乳汁不止。"生牡蛎软坚化痰，固涩收敛，改善乳房胀痛的症状。根据"血乳同源"的理论，用生牛膝引血下行，助焦麦芽回乳。

参考文献

［1］吴谦.医宗金鉴［M］.北京：科学出版社，1998.

［2］张山雷.沈氏女科辑要笺正［M］.上海：上海卫生出版社，1958.

［3］张玉珍.中医妇科学［M］.北京：中国中医药出版社，2007.

［4］陈笏庵.胎产秘书［M］.长沙：湖南科学技术出版社，2014.

［5］武之望.济阴纲目［M］.沈阳：辽宁科学技术出版社，1997.

［6］徐灵胎.医学源流论［M］.北京：人民卫生出版社，2007.

［7］陈沂.陈素庵妇科补解［M］.上海：上海卫生出版社，1983.

［8］王冰.黄帝内经［M］.北京：学苑出版社，2015.

［9］王叔和.脉经［M］.北京：人民卫生出版社，2007.

［10］张景岳.景岳全书［M］.上海：上海科学技术出版社，1959.

［11］陈自明.妇人大全良方［M］.北京：人民卫生出版社，1985.

［12］闫纯玺.胎产心法［M］.北京：人民卫生出版社，1988.

［13］张仲景.金匮要略［M］.北京：学苑出版社，2015.

［14］巢元方.诸病源候论［M］.北京：人民卫生出版社，1982.

［15］汪昂.本草备要［M］.北京：人民卫生出版社，2005.

［16］沈尧封.女科辑要［M］.北京：人民卫生出版社，2007.

［17］昝殷.经效产宝［M］.北京：人民卫生出版社，2007.

［18］萧埙.女科经纶［M］.北京：中国中医药出版社，1997.

［19］傅山.傅青主女科［M］.北京：商务印书馆，1957.

［20］齐仲甫.女科百问［M］.上海：上海古籍书局，1983.

［21］沈金鳌.妇科玉尺［M］.上海：上海科学技术出版社，1958.

［22］叶桂.叶天士女科［M］.上海：上海锦章图书印行，1904.

［23］张锡纯.医学衷中参西录［M］.上海：上海科学技术出版社，1959.

［24］李时珍.本草纲目［M］.北京：人民卫生出版社，2005.

［25］刘奉五.刘奉五妇科经验［M］.北京：人民卫生出版社，1982.

［26］曹泽毅.中华妇产科学［M］.北京：人民卫生出版社，1999.

［27］乐杰.妇产科学［M］.北京：人民卫生出版社，2000.

［28］罗元恺.中医妇科学［M］.北京：人民卫生出版社，1988.

［29］颜正华.中药学［M］.北京：北京中医学院，1979.

［30］国家药典委员会.中国药典［M］.北京：中国医药科技出版社，2015.

［31］南京中医药大学.中药大辞典［M］.上海：上海科学技术出版社，2006.

［32］国家中医药管理局中华本草编委会.中华本草［M］.上海：上海科学技术出版社，1999.